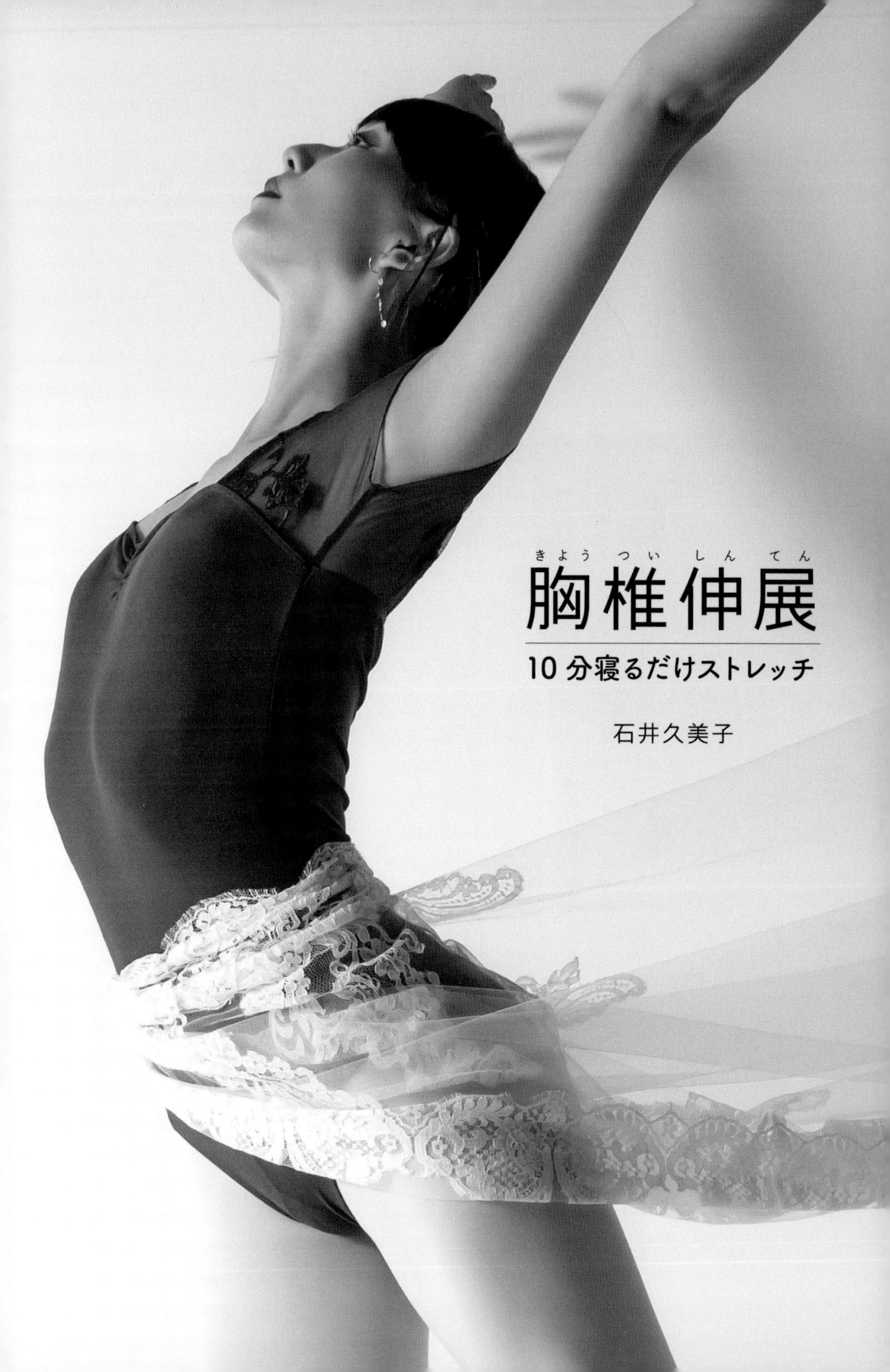

胸《きょう》椎《つい》伸《しん》展《てん》

10分寝るだけストレッチ

石井久美子

胸椎《きょうつい》伸展《しんてん》をすると
こんな変化が！

反り腰が治る
巻き肩を解消
胸が開く
ねこ背が治る
むくみがとれる
頭がスッキリ

よい姿勢がらくに維持できる
下腹がへこむ
顔が小さくなる
首が細く、長くなる
ウエストが細くなる

深い呼吸ができるようになる
自律神経が整う
ぐっすり眠れる
寝つきがよくなる
更年期のほてりが改善
生理が復活

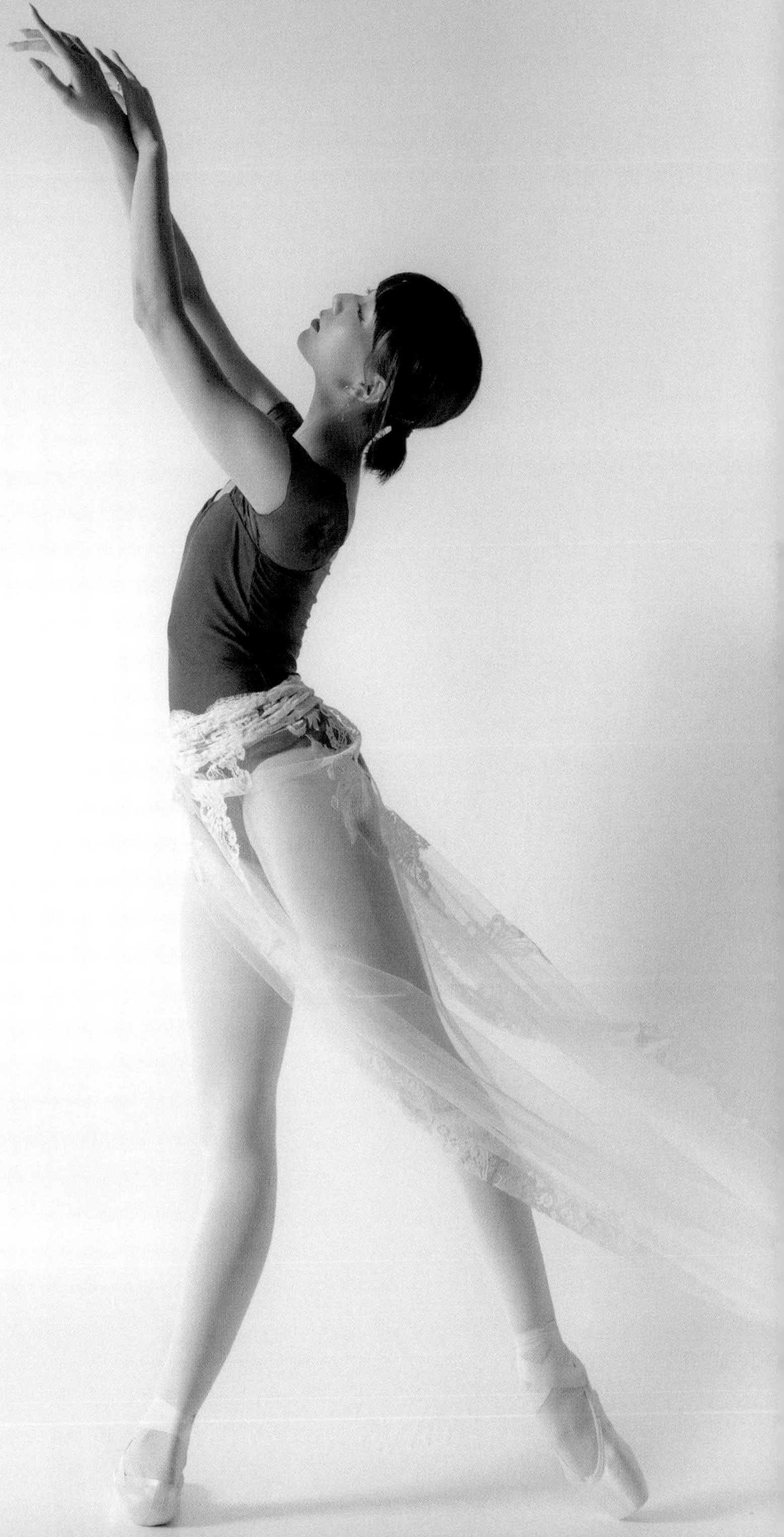

こんにちは、バレエダンサーの石井久美子です。
私は、ロシアの
『マリインスキー・バレエ団』に所属しながら、
今は日本でレッスンを行っています。

舞台に立った瞬間、芸術性を求められるロシア・バレエの世界。
世界最高峰のダンサーたちと踊る中で、
彼らと自分は何が違うのか、日々、研究していました。

日本人の踊りは、「平たんで深みがない」とよく言われます。
また、多くの日本人ダンサーが10代で腰を痛めるのに対し、
ロシアのダンサーたちは、腰痛とは無縁……。
私自身、高校生のときに腰を痛めた経験があったので、
何か根本的なことを直す必要があると感じていました。

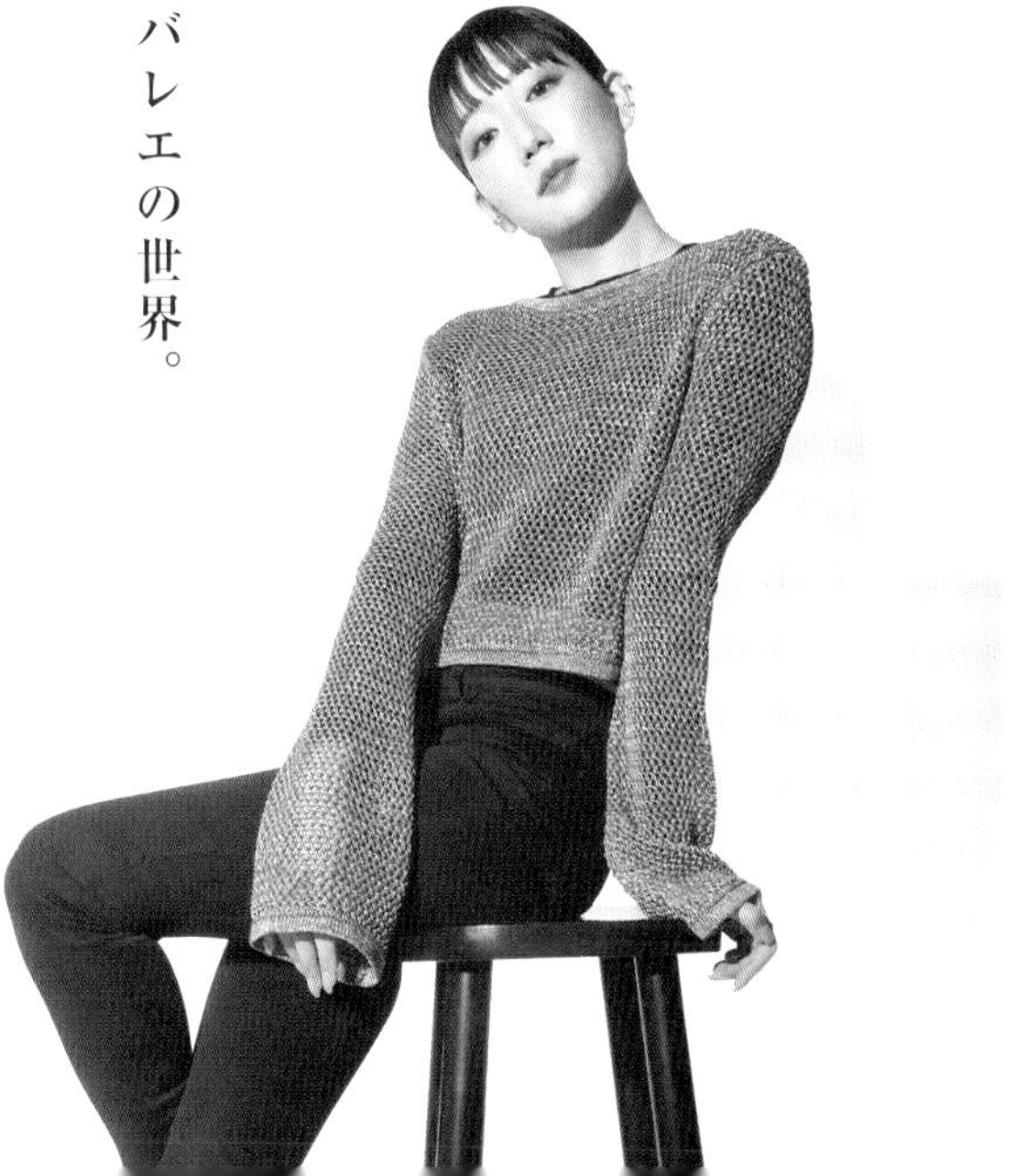

当時は、「胸椎《きょうつい》」という言葉すら知りませんでしたが、
背骨の胸辺りの部分に、腰痛にならないヒントや、
深みのある踊りの秘密があるのではないかと思っていました。

そうやって試行錯誤するなか、「胸椎伸展」は生まれました。
胸椎を柔らかく、しなやかにすることで、私の踊りは劇的に進化し、
腰痛とも無縁になったのです。

これを「腰痛がなくなるエクササイズ」として動画で発信をしたところ、
数多くの反響をいただきました。なかには、
「ぐっすり眠れるようになった」「姿勢がよくなった」
「スタイルがよくなった」などの声もいただいたのです。

胸椎伸展は、1日10分、寝転ぶだけ。
一人でも多くの方に実践していただけたら、すごく嬉しいです。

CONTENTS

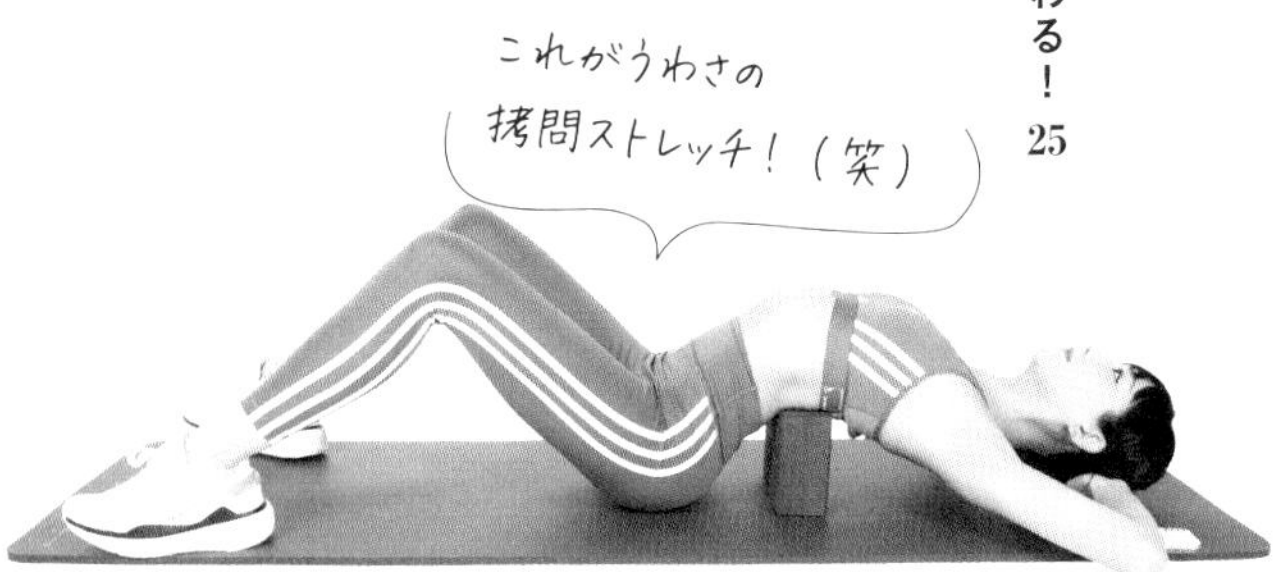

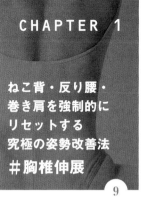

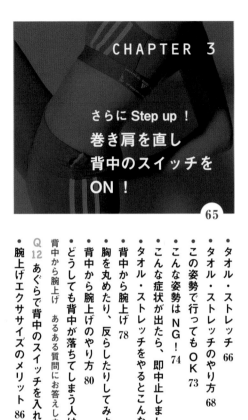

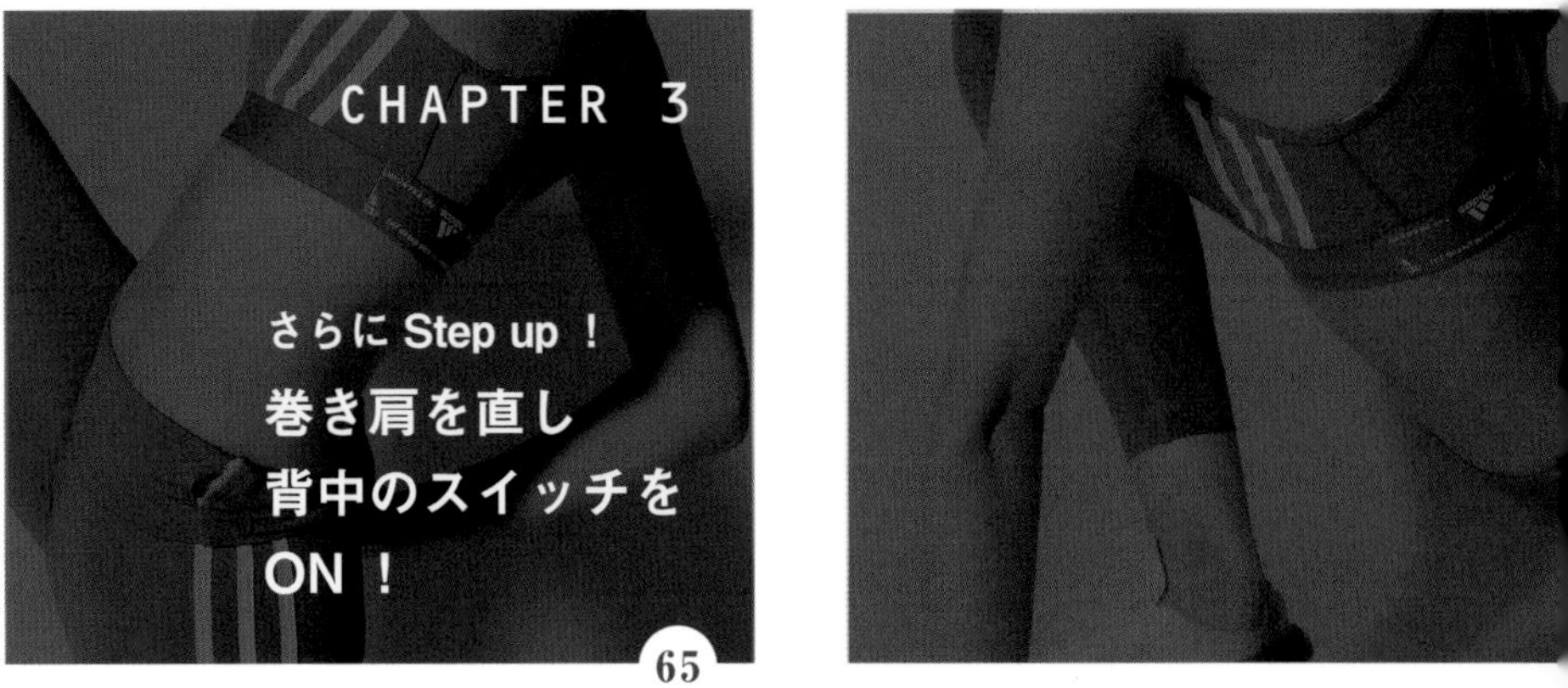

CHAPTER 3
さらにStep up！ 巻き肩を直し 背中のスイッチをON！

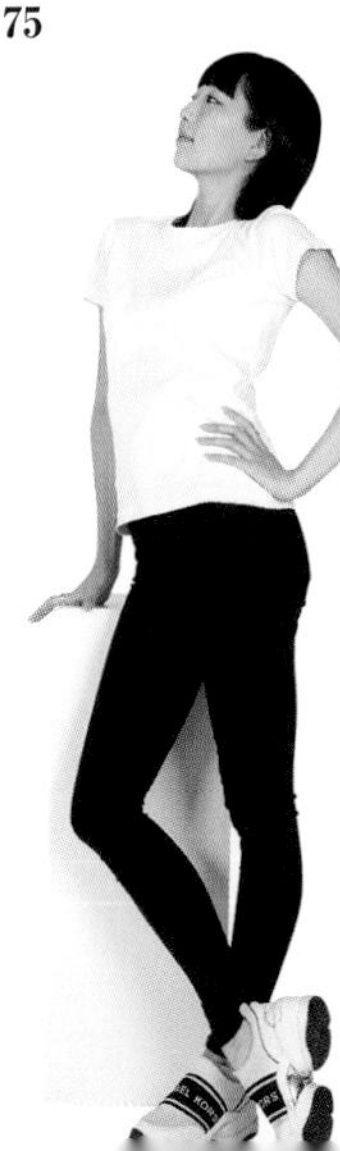

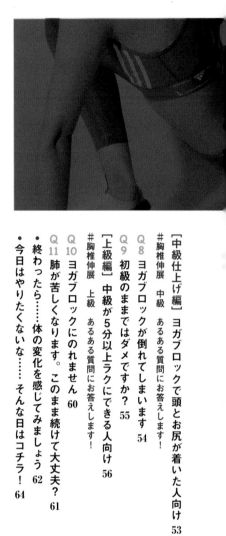

胸椎伸展ができたら
タオルストレッチと
腕上げもやるのです！

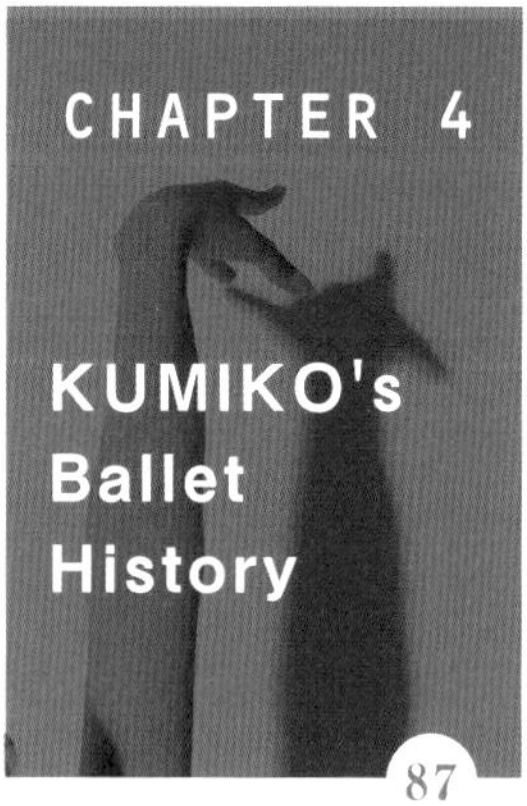

CHAPTER 4

KUMIKO's Ballet History

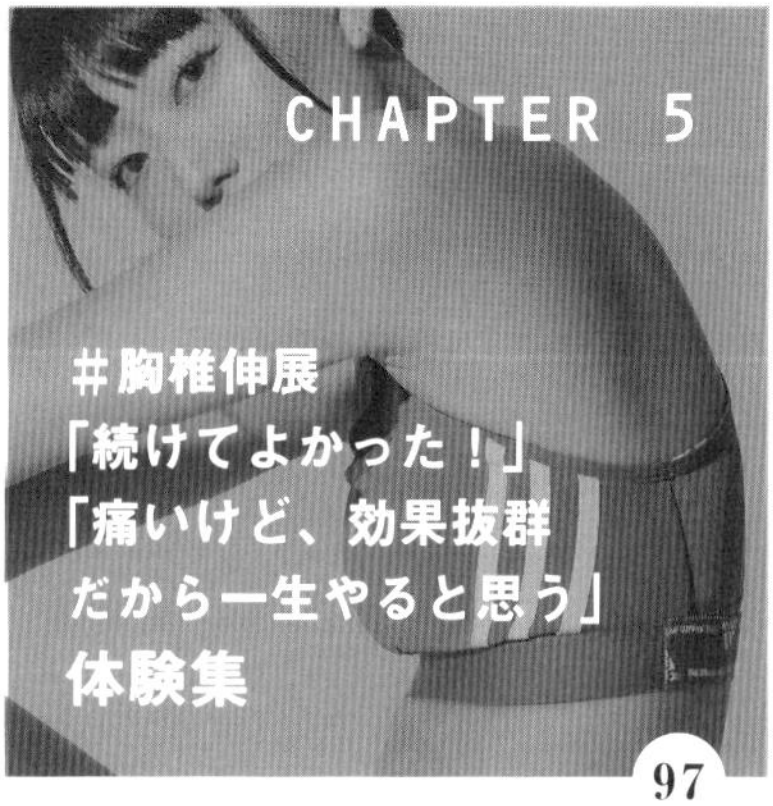

CHAPTER 5

#胸椎伸展 「続けてよかった！」「痛いけど、効果抜群だから一生やると思う」体験集

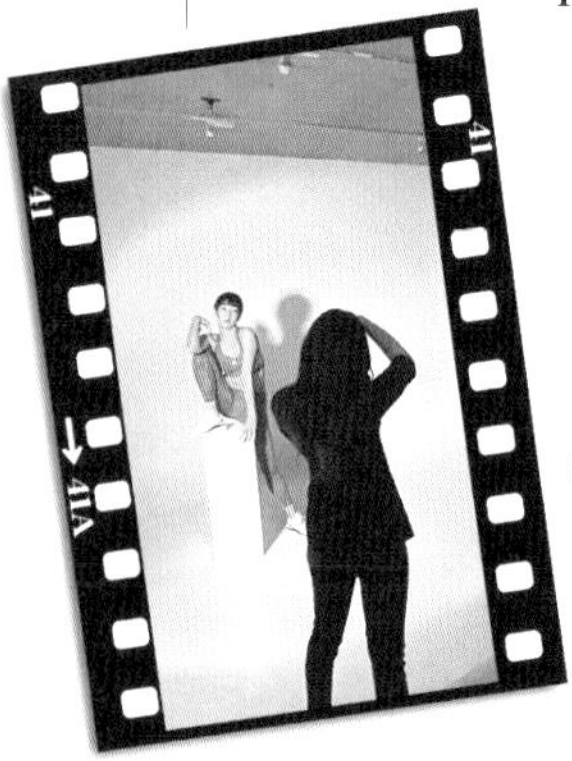
41
41
→41A

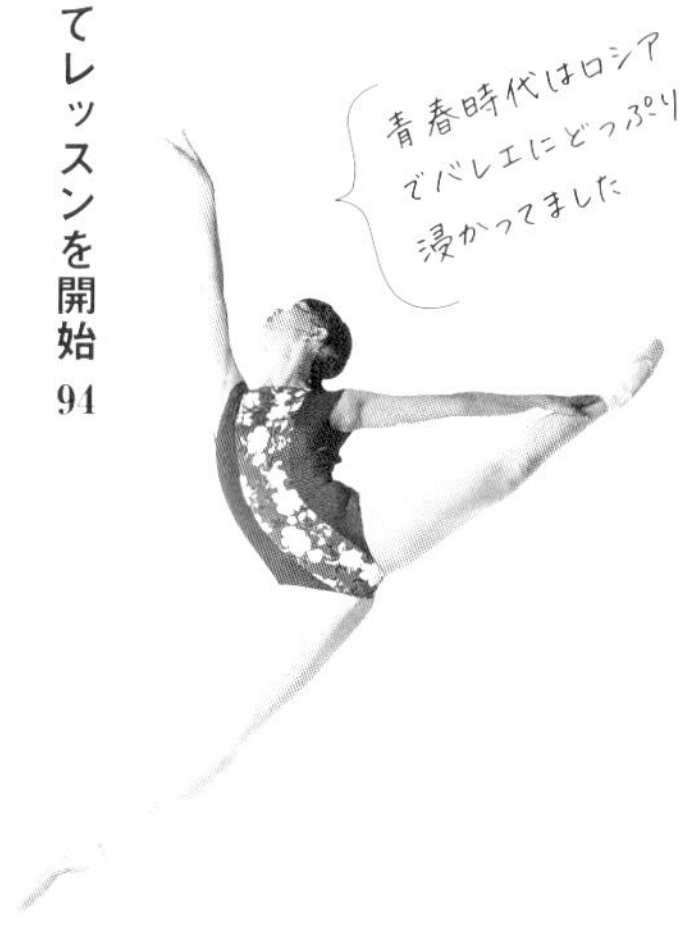
青春時代はロシアでバレエにどっぷり浸かってました

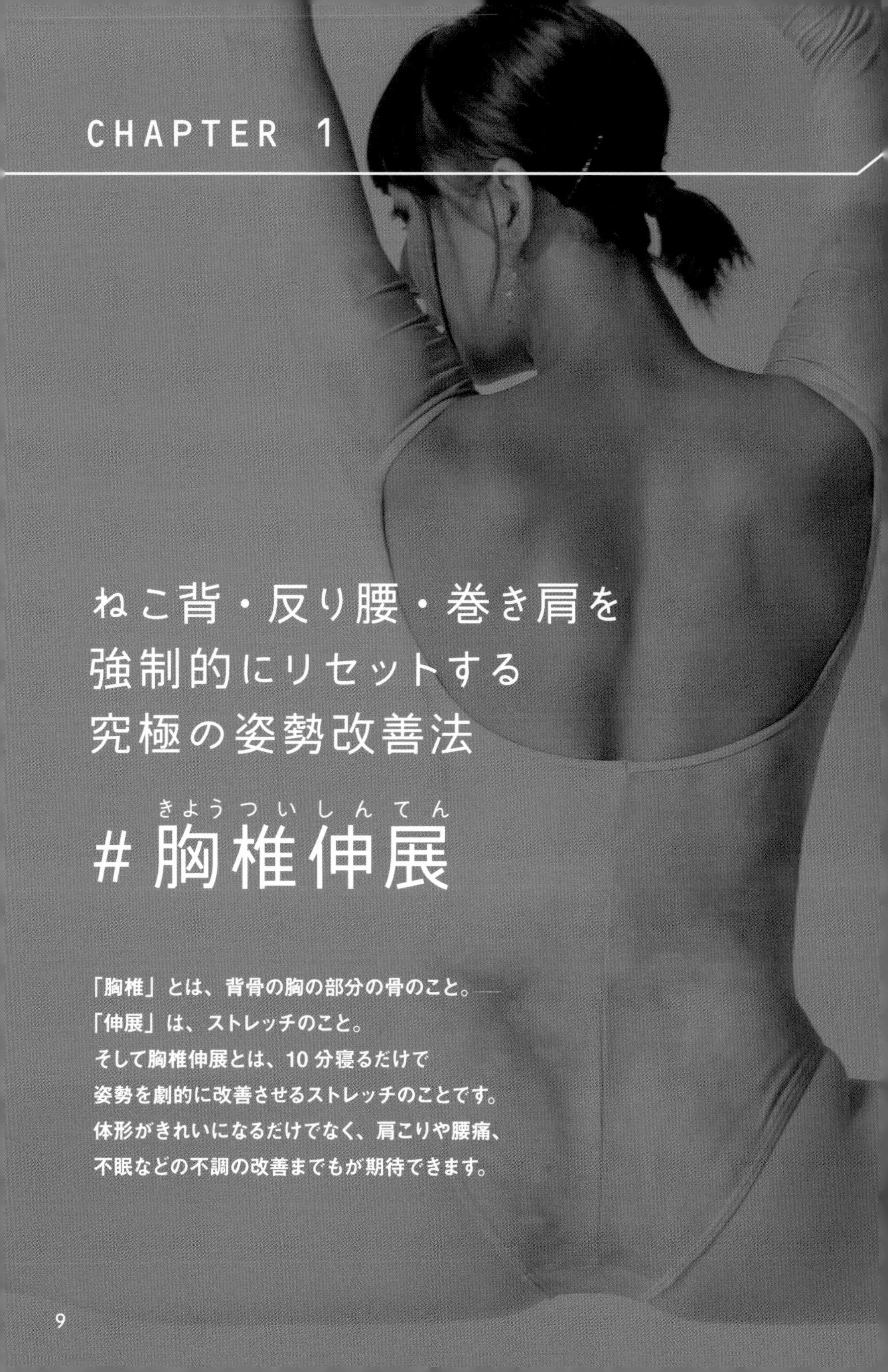

CHAPTER 1

ねこ背・反り腰・巻き肩を強制的にリセットする究極の姿勢改善法

#胸椎伸展《きょうついしんてん》

「胸椎」とは、背骨の胸の部分の骨のこと。
「伸展」は、ストレッチのこと。
そして胸椎伸展とは、10分寝るだけで
姿勢を劇的に改善させるストレッチのことです。
体形がきれいになるだけでなく、肩こりや腰痛、
不眠などの不調の改善までもが期待できます。

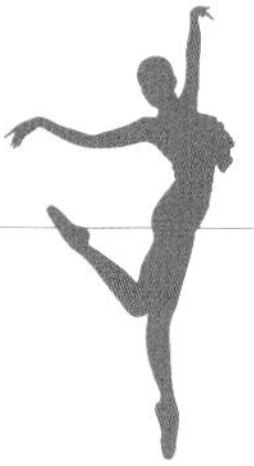

貧相で老けた印象をつくる「前屈み」を胸椎伸展で強制的にリセット

胸椎伸展は、「前屈みがデフォルトになった体を、強制的にリセット」するストレッチです。

皆さんは、「美しい姿勢」ってどんな姿勢だと思いますか？

「頭が天井から吊るされているようにして、あごを引き、胸を広げ、肩は耳の後ろのラインに合わせる」といったイメージではないでしょうか。

でも、そういった姿勢を持続するのは疲れますよね。

しかも、美しい姿勢にしようと前のめりになっていた頭の位置を戻したら、二重あごになったり、胸を広げたら腰が痛くなったり……なんてこともあります。

その原因は、前屈みになった姿勢が標準（デフォルト）になっているから！

前屈みの姿勢に、いいことは一つもありません。

前屈みの姿勢でいると、背中が丸まり、ねこ背になります。それに連動して腰が丸まり、骨盤が後ろに倒れていきます。すると、内臓は圧迫され、おなかがポッコリと出た体形になります。

それだけではありません。前屈みの姿勢でいると、胸が狭くなり、肋骨の動きも悪くなって、呼吸が浅くなります。深い呼吸ができないため、血流が悪くなるし、自律神経にも乱れを生じます。

前屈みの姿勢の短所は、まだまだあります。首が前に出て、頭と顔が前方に押し出され、首や肩の慢性的なこりや、頭痛の原因になります。

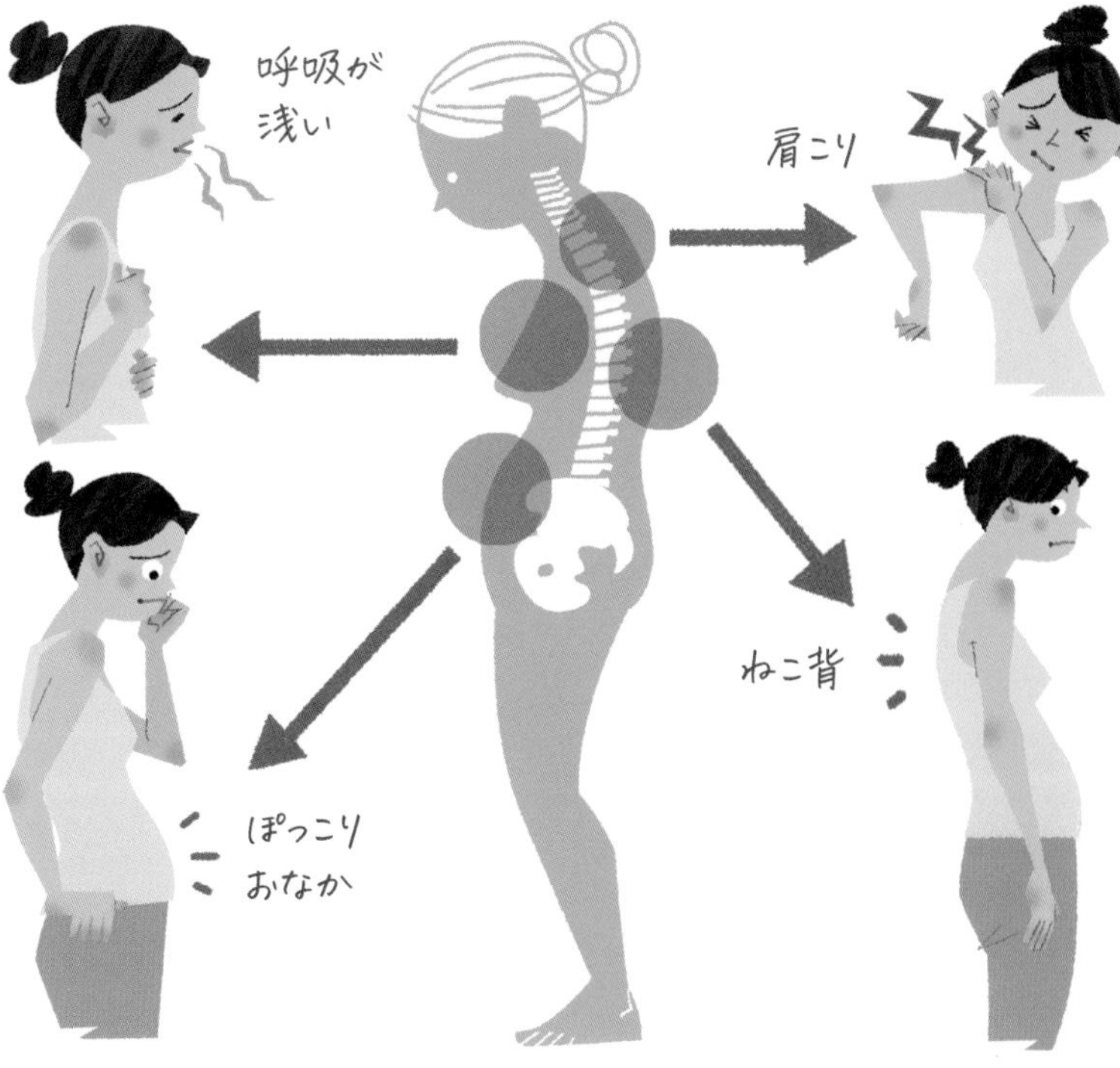

前屈みの姿勢は、健康状態に大きな悪影響を与えるだけでなく、年齢に関係なく、貧相で老けた見た目にしてしまうのです。

とはいえ、前屈みの姿勢が身についてしまうのは、ある意味、当たり前と言えます。

だって、人が活動するときの姿勢は、ほとんどすべてが「前屈み」だから。

例えば、食器を洗う、ドアノブを触る、パソコンを打つ、自転車に乗る……など、私たちの生活上のほぼありとあらゆる動作は、腕を前に出し、顔を下に向けて行いますよね。

そこで、「胸椎伸展」です。

まずは、胸椎とは何か、ということから説明しましょう。

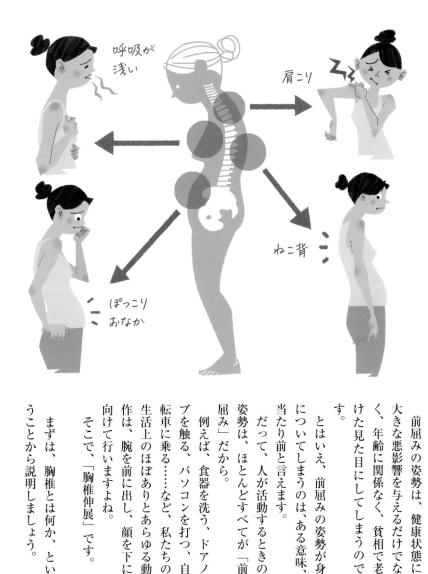

思ったより範囲が長い！
「胸椎《きょうつい》」って、体のどの部分？

背骨は、頭蓋骨の下から骨盤まで、全部で24個の「椎骨《ついこつ》」と呼ばれる骨が連なって構成されています。そして、背骨の「胸の骨」にあたる部位を、「胸椎」といいます。こう私が説明すると、たいていの人は乳房がある辺りの骨のことを想像します。ところがそうではありません。

左の図をご覧ください、

頭蓋骨の下から7個めまでの骨を「頸《けい》椎《つい》」（首の骨）、その次に続く12個の骨を「胸椎」、残りの5つが腰椎《ようつい》（腰の骨）です。

首は、上下左右に向いたり、回旋したり、後ろを向くなど、広範囲の可動域を持ちます。

腰も、前に曲げたり、後ろに反らせたり、比較的、よく動きます。

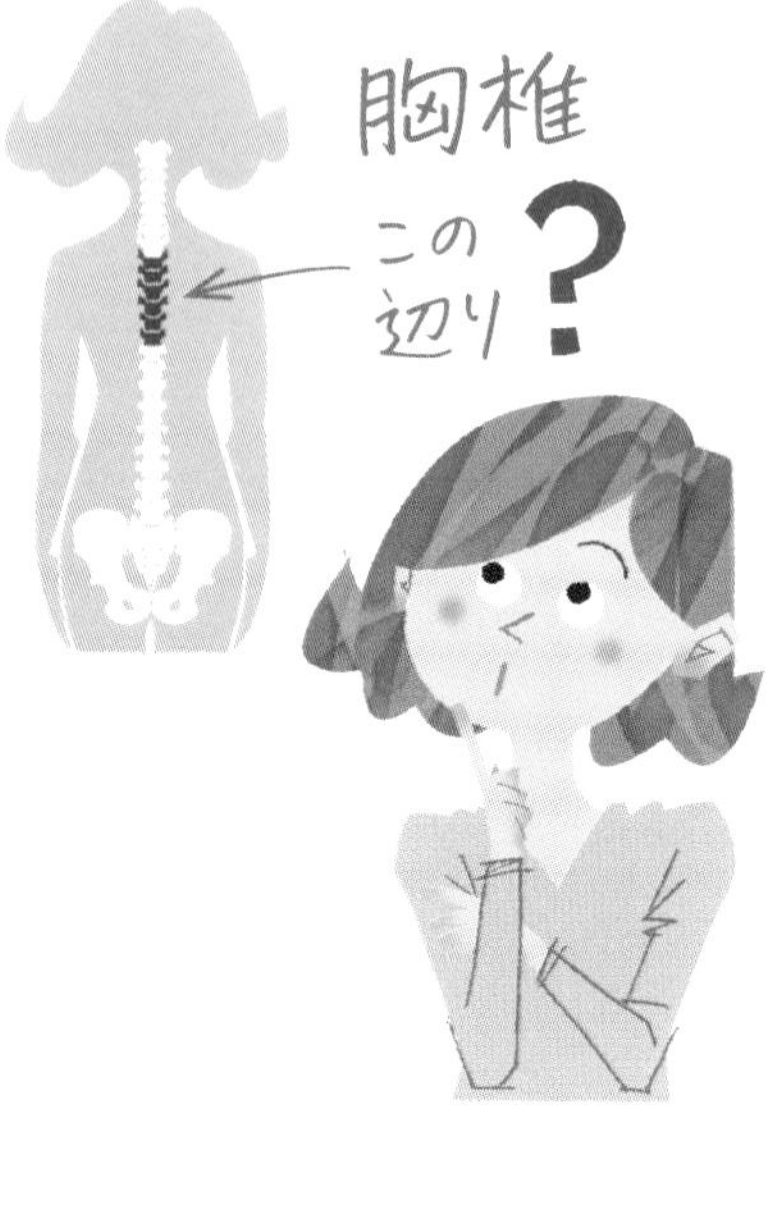

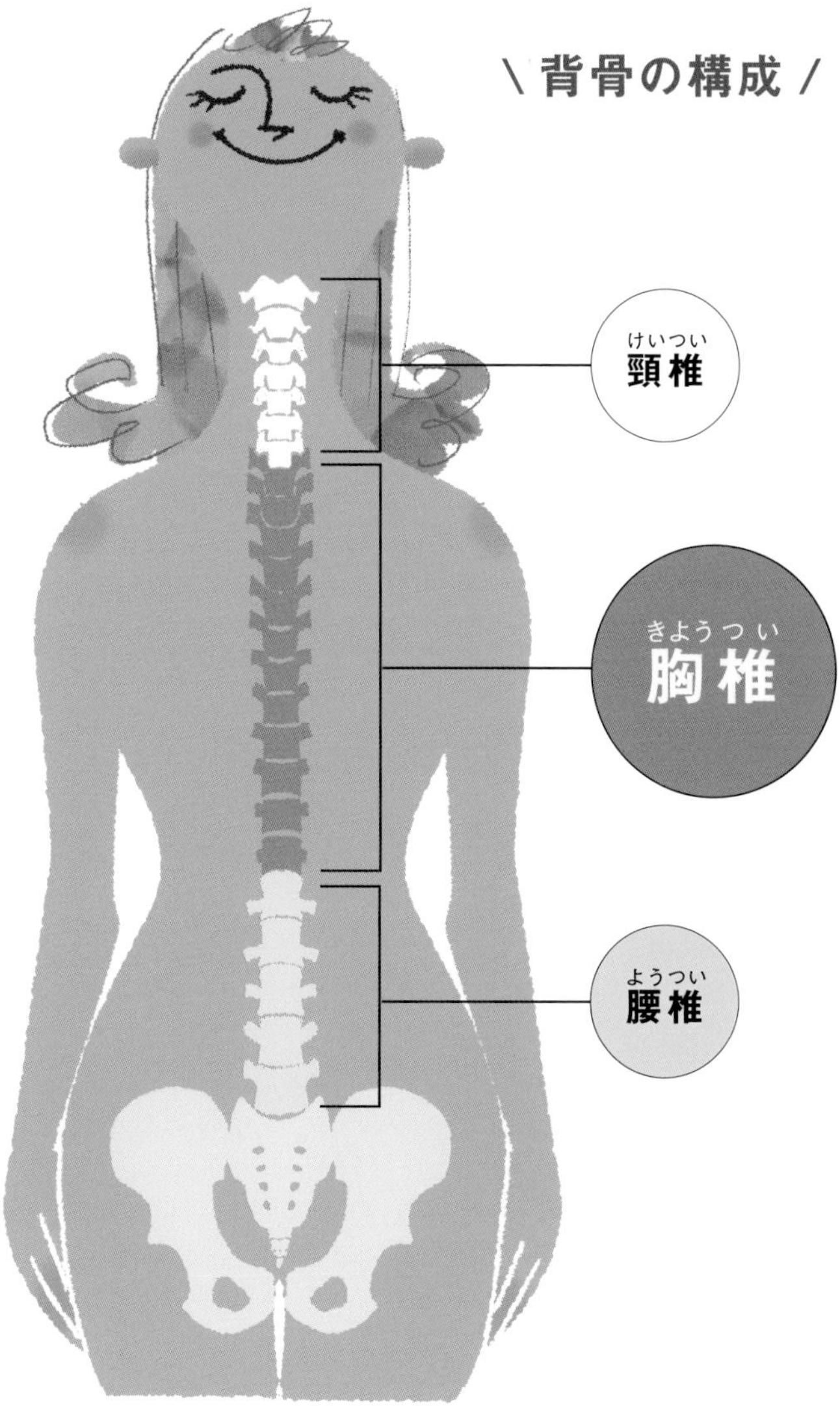
＼背骨の構成／
頸椎《けいつい》
胸椎《きょうつい》
腰椎《ようつい》

ところが、胸の骨はどうでしょう？

一説によると、胸椎の可動域は30度。ただでさえ可動域が狭いのに、普段からあまり動かすことがないため、ガチガチに固まっているケースがほとんどなのです。

胸椎が使えていない体の特徴に、

- **反り腰**
- **ねこ背**
- **デコルテがへこむ**
- **巻き肩**
- **首とあごが前に出る**

が挙げられます。

胸椎の硬い人が、姿勢をよくしようと胸を張ると、腰が反ります。本来なら、胸椎を反らせるところを、腰で反っていってしまうのです。これが反り腰の原因です。

また、ねこ背、巻き肩、首が前に出るのは、前屈みの姿勢が固定化された状態で、一連の動きともいえます。

背中が丸まってねこ背になれば、それに伴って肩も巻いてくるし、首も前に突き出してしまいます。デコルテ部分は下方に流れてえぐれた状態になり、バストは下がって、下腹部がポッコリ出てしまいます。胸が下がる分、下部が圧迫され、本来は出なくてもいいおなかも出てしまい、貧相で老けた印象の体形に……！

この状態を**いっきに、劇的に改善させるのが、胸椎伸展**です。

胸椎が硬くて動かないことで、前屈みの姿勢が固定化されて不調を生み出しているのですから、胸椎に弾力性としなやかさを取り戻してあげればいいのです。

体が硬い、腰が痛む……
私が胸椎伸展を考案した理由

バレリーナだったら、小さい頃からバレエをやっているから、さぞ体が柔らかいでしょう。と、思うかもしれませんが、そんなことはありません（涙）。

私自身、骨格のせいもあるのですが、とにかく体が硬くて、小学生の頃は毎日ギャーギャー泣きながら柔軟体操をさせられていました。そんなにしてまでやっても、正しく効果の出る方法を知らなかったので、バレエをやっているわりには、いつまでも硬い体のままだったのです。

体が硬いことが悪かったのでしょう。高校生の頃、半年間ほど腰を痛めたことがありました。

バレエは背中を反らす動きが多いのですが、私はもともと体が硬いから、腰からしか背中を反れなかったのです。腰に負担をかけて長年踊っているわけですから、当然、腰が悪くなります。

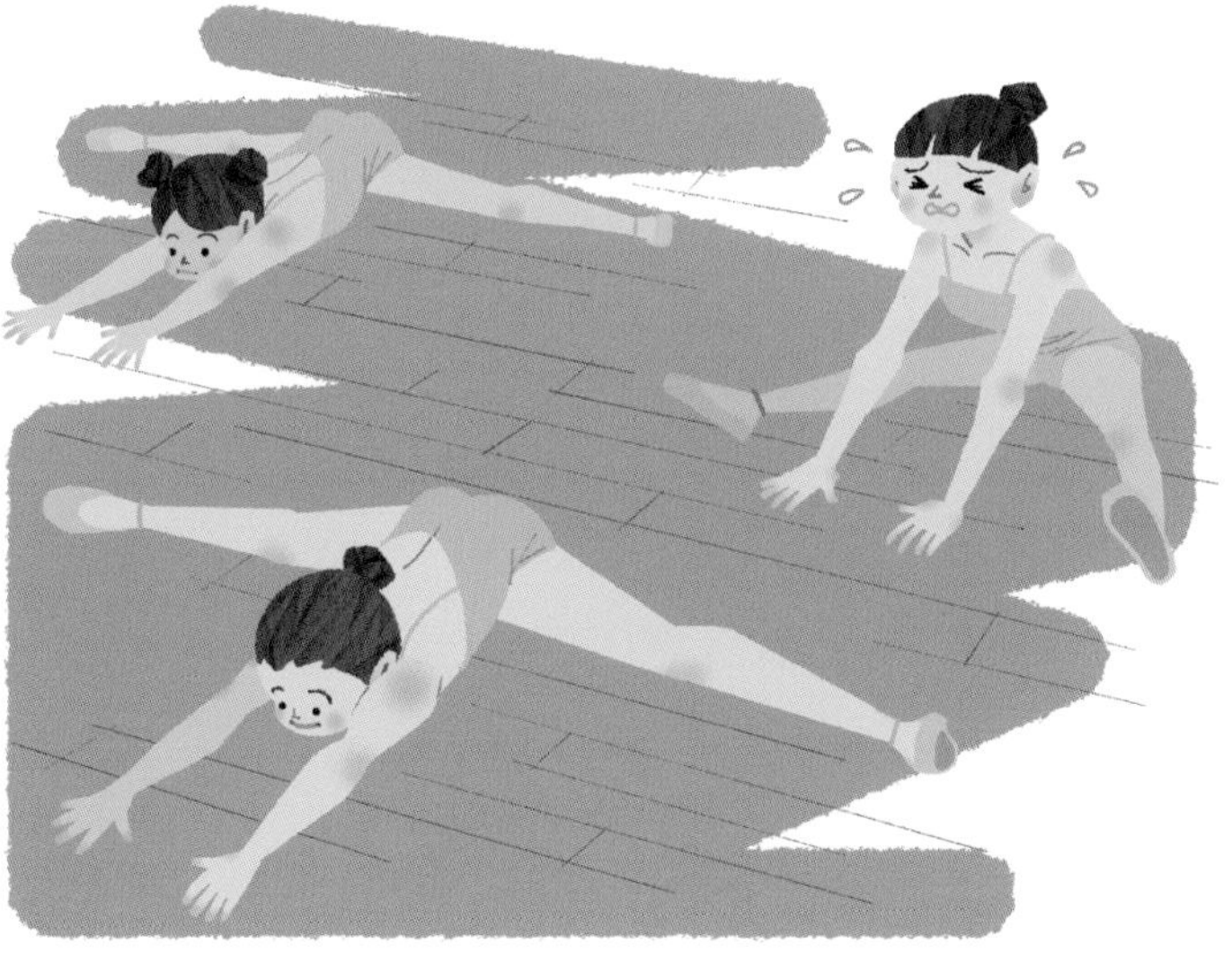

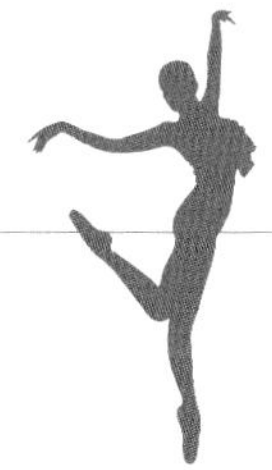

今のような知識もなかったので、何が原因だともわからず、痛めてちょっと休んで、またバレエをやって痛めて……というのを繰り返していて、どんどんひどくなっていきました。

これまで、腰痛で苦しんでいるプロのダンサーをたくさん見ていたので、私もきっとそのうちバレエを続けられない体になってしまう、もしくは、腰を痛めながらバレエを続ける人生になってしまうと不安に思っていました。

なんとかしなければと思う一方で、バレエにおいて、体を反れないというのは致命的です。

「背中を反ると腰が痛くなるのだから、腰を痛めない体の反り方を自分で見つけよう」、そう思いました。

それからは毎日、試行錯誤。

背中を反ると腰が痛むというのは、腰から反らせているからと気づき、それなら、背骨の違う位置で反ってみてはどうだろうと思い至りました。母が、私の背骨の一つひとつを指でなぞり、それぞれの骨をどう動かすかまで意識を向けるよう訓練してくれていたことも、とても役立ちました。

column

「国立ワガノワ・バレエ・アカデミー」って？

1738年、帝政ロシア時代に当時の首都・サンクトペテルブルクに設立されたクラシック・バレエ学校。入学試験は倍率50～60倍ともいわれ、体形や柔軟性などの厳しい審査もあるうえ、進級試験に合格できないと即退学になる。世界中に伝わるワガノワ・メソッドを徹底的に学ぶ。ディアナ・ヴィシニョーワやウリヤーナ・ロパートキナなど、数々の名ダンサーを輩出。

当時、「胸椎」という言葉も知らなかったのですが、腰ではない位置で反ることを、意識するようになったのです。

17歳でロシアのワガノワ・バレエ・アカデミーに留学し、その後、プロになってマリインスキー・バレエ団に入って経験を積み重ねながら試行錯誤するうちに、その答えはどんどん明確になっていきました。

日本人の動きが硬くて、踊りが平坦で、腰を痛める人が多いのは、胸椎の硬さが原因なんだ。マリインスキーにいるロシア人ダンサーが、誰も腰を痛めていないのは、みんな体を上手に使っているからだと、見えてきたのです。そしてどこを直せばいいのかもわかるようになっていました。

道具を使って、自分の重みで胸椎をしならせてみようと思ったのです。胸椎がしなれば、詰まっている骨と骨の間が開いて、動きが滑らかになるはずです。

こうして実践したところ、胸椎がしなやかになり、動きやすくなったのです。すると、腰痛はまったく出なくなりました。同時に、踊りにも厚みが出て、表現も豊かになっていきました。

column

「マリインスキー・バレエ団」って?

ロシアのサンクトペテルブルクにあるマリインスキー劇場のバレエ団で、別名「キーロフ・バレエ」。世界最高峰のバレエ団の一つで、アジア人で入団したのは石井久美子さんが初めて。ジョージ・バランシン、アンナ・パブロワ、ニジンスキー、ルドルフ・ヌレエフなど、バレエ界に大きな影響を与えたダンサーを輩出し続けている。

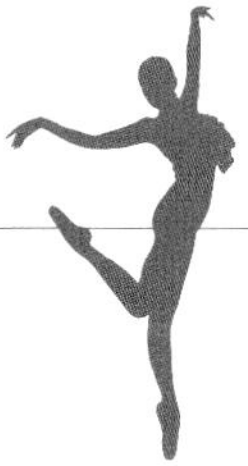

一石十鳥！　やればわかる！
胸椎伸展で驚くほど身体が変わる

1つのストレッチに、10分かけたことがありますか？

胸椎伸展は、基本、10分連続で行います。

これが、圧倒的な効果が出る理由です。

身体の変化は、やったその日からわかるものから、数日、または数週間で現れるものもあります。見た目の変化が出てくるには時間がかかりますが、効果自体は即、体感できます。

それでは、胸椎伸展を行うと、どんな効果を期待できるでしょうか。

一石二鳥どころか、一石十鳥の価値がありますが、ここでは代表的な効果をご紹介します。

❶反り腰の改善

胸の骨が動くので、ストレッチ直後からすぐに腰のストレスが軽減するのがわかります。腰を反らなくても、無理なく背すじがスラっと伸びた「いい姿勢」になっているのが感覚で（見た目ではない）わかります。継続して行うことで、反り腰が改善し、腰痛もなくなっていきます。

❷ねこ背の改善

背中を丸めて、首を前に倒し、顔を下に向けた姿勢を「ねこ背」というなら、その真逆の姿勢をとるのが胸椎伸展です。たった10分、されど10分。骨を動かすからこそ、変わっていきます。たとえ1日中ねこ背で過ごしてしまっても、胸椎伸展を行えば、強制的に姿勢がリセットされます。

❸巻き肩の改善

胸椎伸展とセットで行う「タオル・ストレッチ」では、胸の前の筋肉を動かします。巻き肩の人は、胸と肩の前の筋肉がガチガチに固まって動きがとても悪くなっています。胸椎伸展で胸の骨を動かしたら、今度は胸と肩の前の筋肉を動かして、巻き肩を根本から矯正します。

❹美しいデコルテをつくる

えぐれたようになっていたデコルテ部分が開き、上向きになります。それにつれてバストトップの位置も上がります。たとえAカップでも、パッドで底上げしなくても、胸があるように見えます（笑）。

❺深い呼吸ができるようになる

胸椎伸展をやった後、フォームローラーやヨガブロックを外して、仰向けに寝転がった瞬間、肺いっぱいに酸素が入ってくるのを感じます。普段、呼吸が浅い人は、あまりにたくさん酸素が入ってくるので驚く人もいます。これが深い呼吸です。

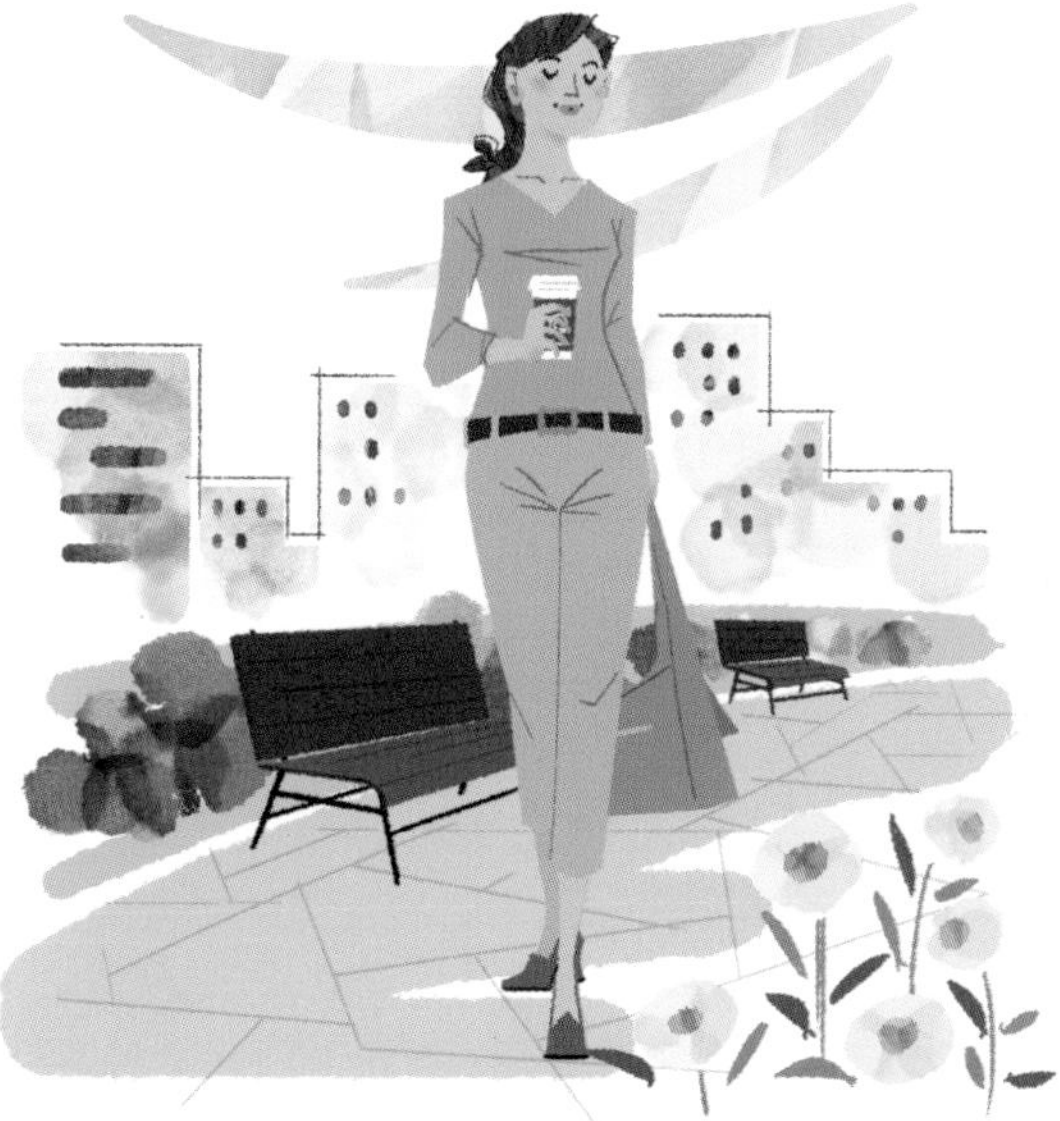

❻自律神経が整う

自律神経とは、脊髄（背骨の中）を通っている神経で、体温や血圧、呼吸、排泄など、意思とは関係なく、体の機能を調整する神経です。自律神経には、交感神経と副交感神経の2種類があり、交感神経は活動時に、副交感神経はリラックスするときに働きます。

交感神経と副交感神経のバランスが悪くなることが不眠や慢性疲労などの不定愁訴やさまざまな不調や病気の原因といわれています。

胸椎伸展によって、固まっていた背骨が柔軟性を取り戻し、深い呼吸ができるようになると、自律神経のバランスを整えることにつながります。

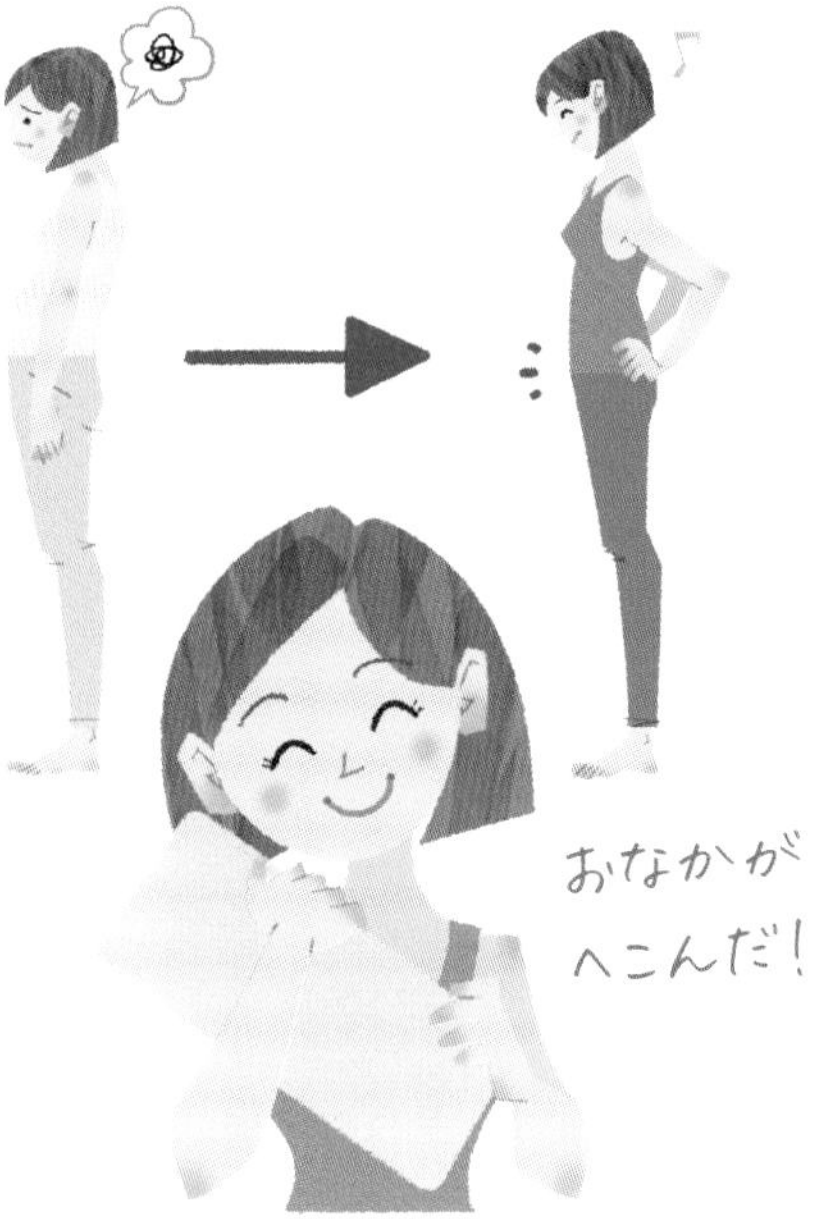

❼ぐっすり眠れる・寝つきがよくなる

自律神経が整うことと関係しますが、胸椎伸展を行った日は、寝つきがよく、ぐっすり眠れて、朝の目覚めも爽快になります。私の知り合いには、「疲れて胸椎伸展をしないで寝たら、よく眠れなかった。なので夜中に起きてやった」という人もいました。

❽下腹がへこむ・ウエストが細くなる

背中を丸めると、骨盤が前傾して、下

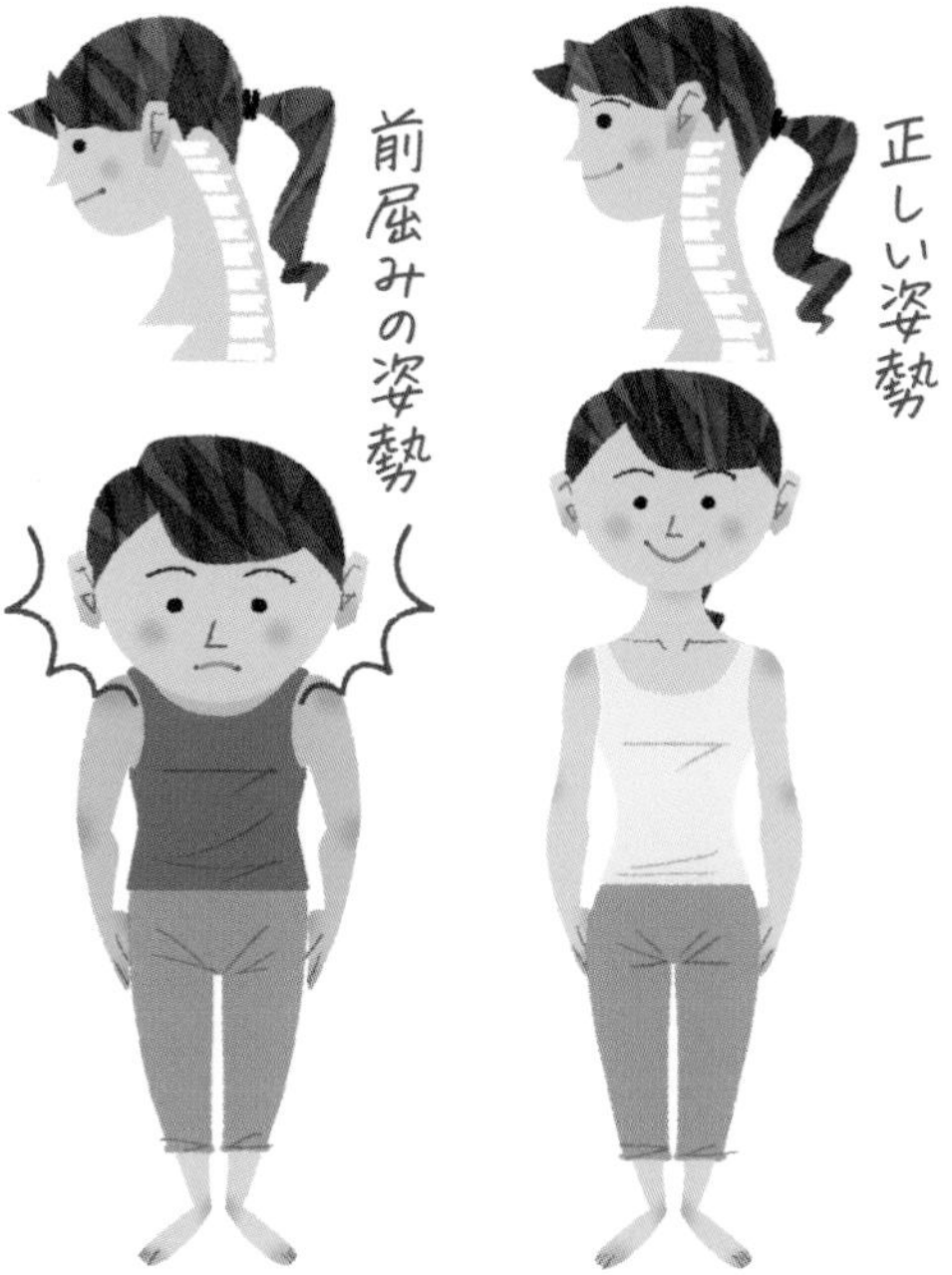

腹がポッコリ出てきます。肋骨や内臓にも負担がかかっています。胸椎伸展を継続すると姿勢がよくなるため、背中とみぞおちが引き上がった姿勢をラクに維持できるようになります。すると、下腹がへこんで、ウエストも細くなります。

❾血流がよくなる

ストレッチをかけているのは体の一部ですが、これまでほとんど動かしていなかった部分を大きく動かすので、全身の血流がよくなります。人によっては、頭がスッキリしたり、視界が明るくなったり、全身がポカポカ温まったりします。

❿顔が小さくなる

前に傾いていた頭の位置が、背骨の延長線上の正しい位置に戻ります。すると、以前よりも首が長くなり、顔が小さくなった印象になります。

胸椎伸展は、拷問ストレッチです

あまりにもすばらしいストレッチなのでこれまで書けませんでしたが、胸椎伸展は、特に初回は、ハッキリ言って拷問かと思うほど痛いです。

この痛みは、主に次の2つが原因です。

①骨や筋肉が動く痛み

②脳のリアクション

骨が動いていくと、癒着《ゆちゃく》した筋膜が動く痛み、周囲の筋肉が動く痛みがあります。これまで動かしていなかった部位は、ガチガチに固まっています。それを動かしていくので、どうしても痛みが出てきます。

また、これまで動かしたことのない部位から出る痛みは、脳の正常なリアクションといえます。脳が「危ない!」と反応して、信号を出しているのです。

例えば、初めて指をボキボキと鳴らしたときって、「痛い、折れる!」って思いませんでしたか? これは、脳の正常なリアクションです。脳がびっくりして、「やばいよ、やばいよ」という信号を出しているだけなのです。

でも、安心してください。初級編ではフォームローラーを使いますが、この程度の反る角度では、ケガはしません。それどころか、**動いたことで健康になります**。

背中が折れそうになる感覚がありますが、実際の見た目はたいして反ってない場合がほとんどです。鏡がある場合は、ご自分の姿を見ながら行うといいですが、思ったほど反ってないと思います。初回は、ローラーに沿わずに板のような状態でのっている人がほとんどです。

胸椎伸展の質を上げるポイント

人は痛いと感じると、筋肉に緊張が走ります。すると、息を止めてしまいます。

痛くても、落ち着いて「吸って、吐いて」を繰り返しましょう。

筋肉に緊張が走ってしまうと、それだけでストレッチの効果がまったくなくなってしまいます。「痛い」と感じたら、「全然動いていなかったところが初めて動き始めたんだ」と思って、意識的に痛いと思う部位の力を抜いて、呼吸をゆっくり繰り返しましょう。

胸椎伸展のすばらしい点は、**「ただ寝て、呼吸しているだけでOK」**というところです。

痛かろうが苦しかろうが、息を吐いて、痛みを解放してください。力を呼吸によって抜いてあげると、背中がフォームローラーに落ちて、沈んでいく感覚が出てきます。すると、骨がしなって、背中が柔らかくなります。

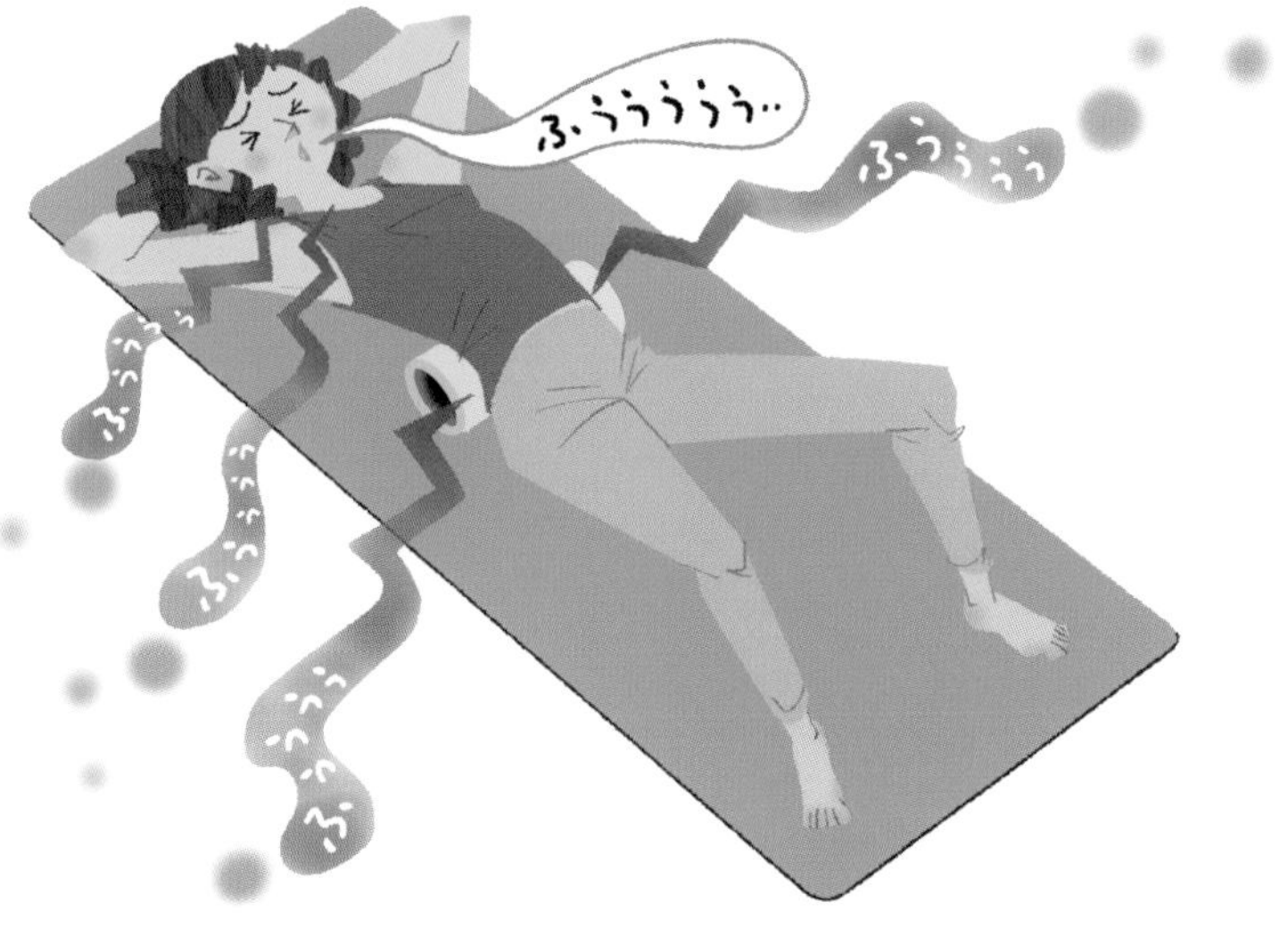

道具を使って胸椎伸展を行う理由

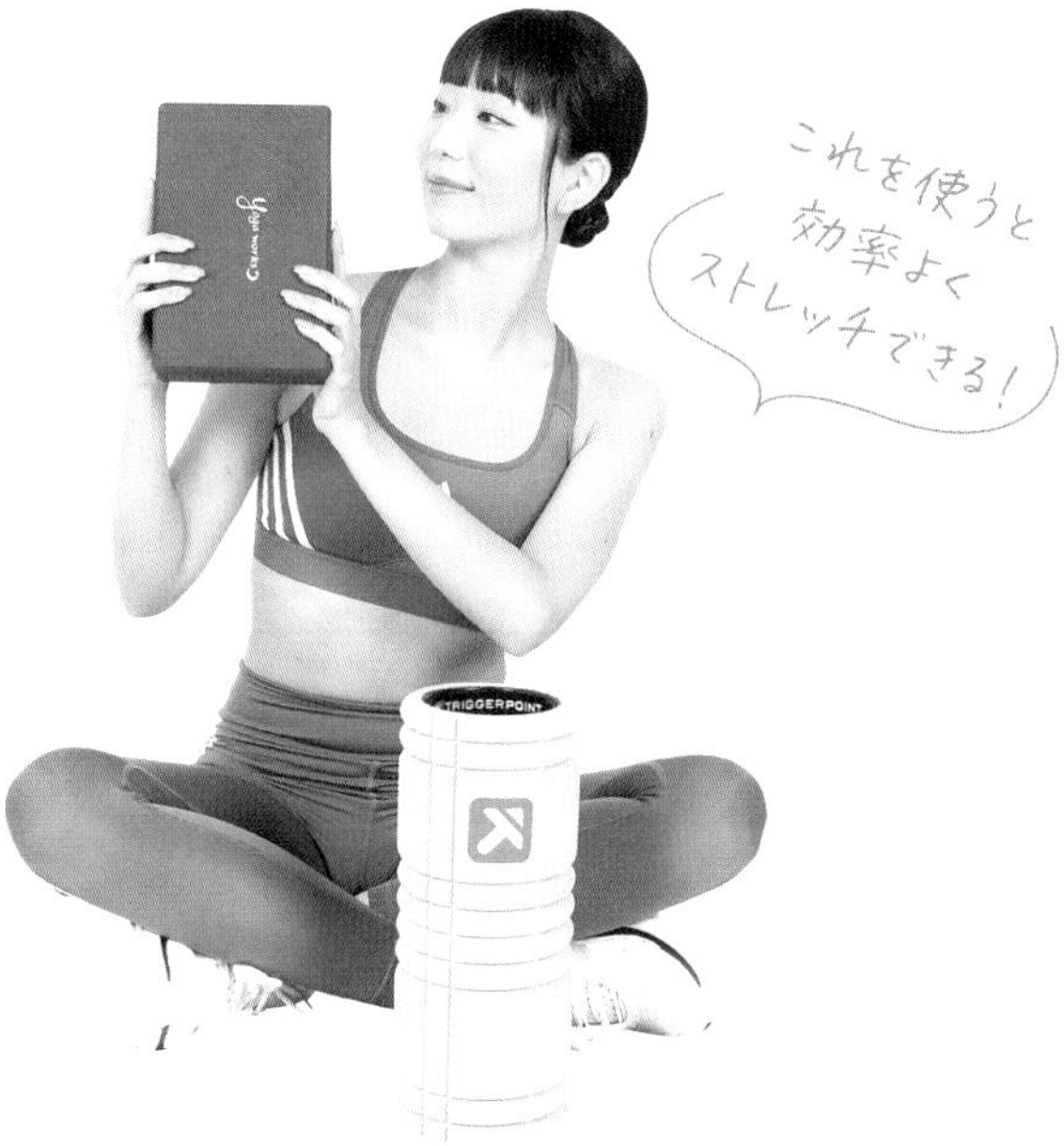

効かせたい部位に、確実に、効果的にストレッチをかけるには、道具（フォームローラーやヨガブロック）を固定して負荷をかけるのが手っ取り早く、効率がよい方法です。

道具を使わずにやろうとすると、つい自分の動かしやすい部位を使ってしまいます。胸を反るストレッチをしていても、胸が硬くて動かないので、腰が反ってしまうのです。そうなると逆効果なので、私は道具を使うようになりました。

胸椎はこれまで、ほとんどまったく動かしたことのない部位です。道具を正しい位置に当てることで、その部位を認識することができるようになります。

それが、身体を変える近道でもあります。

どうしても痛くてたまらない人へ……
どんな硬い人でも絶対に変わる！

皆さん、想像してみてください。

世の中には交通事故に遭って、医師に「一生、ご自分の足では歩けません」と宣告されたにもかかわらず、リハビリを必死に頑張って、再び歩けるようになった人が、少なからずいらっしゃいますよね。

その過程では、ものすごい痛みを味わって、それでも克服していっていますよね。

そんなのに比べたら、固まった体を柔らかくするなんて、**「なめんなよっ！」**って思っちゃえませんか（笑）？

伸びしろしかないじゃん！

と、私は思います。

もちろん、それは正しいやり方で、継続することを必要としますが、今、それだけ硬くて痛みがあるのは、あとはよくなる方向にいくしかないってことです。

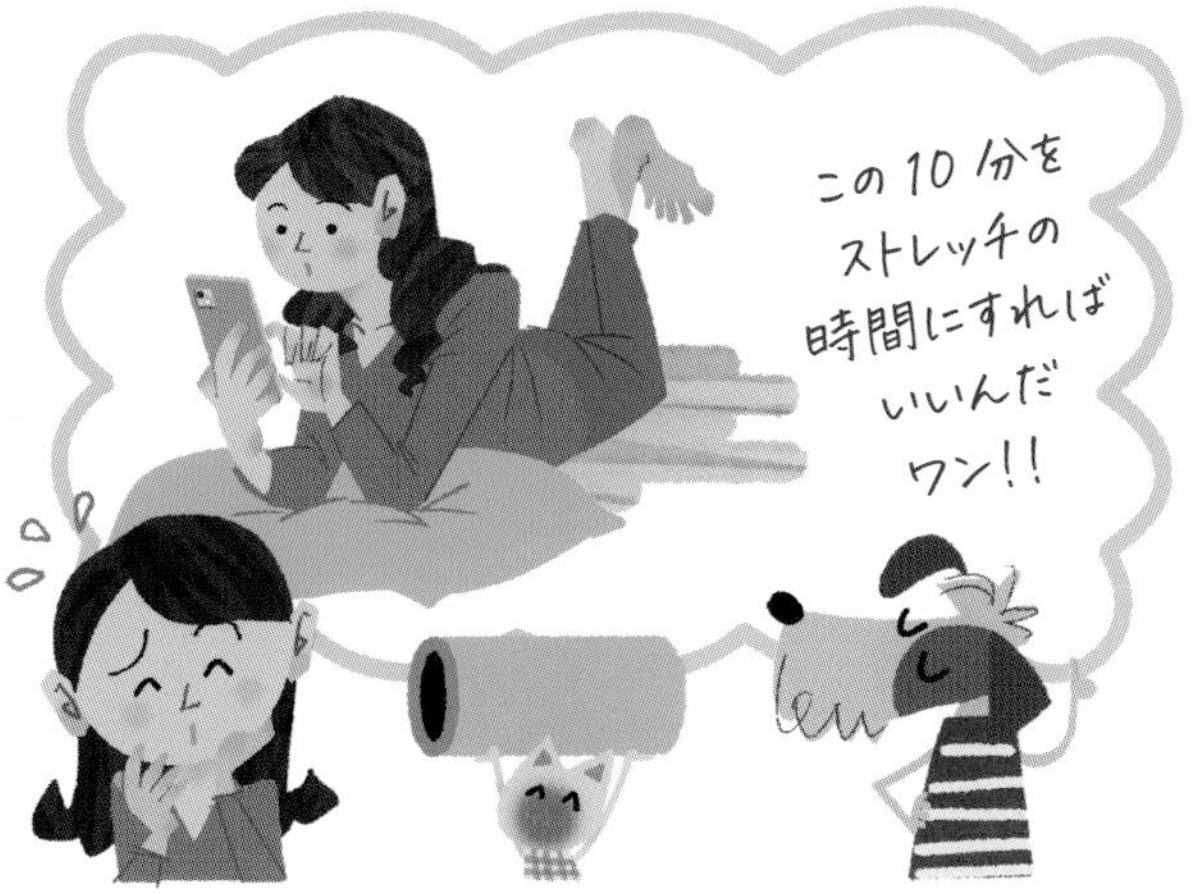
この10分を
ストレッチの
時間にすれば
いいんだ
ワン!!

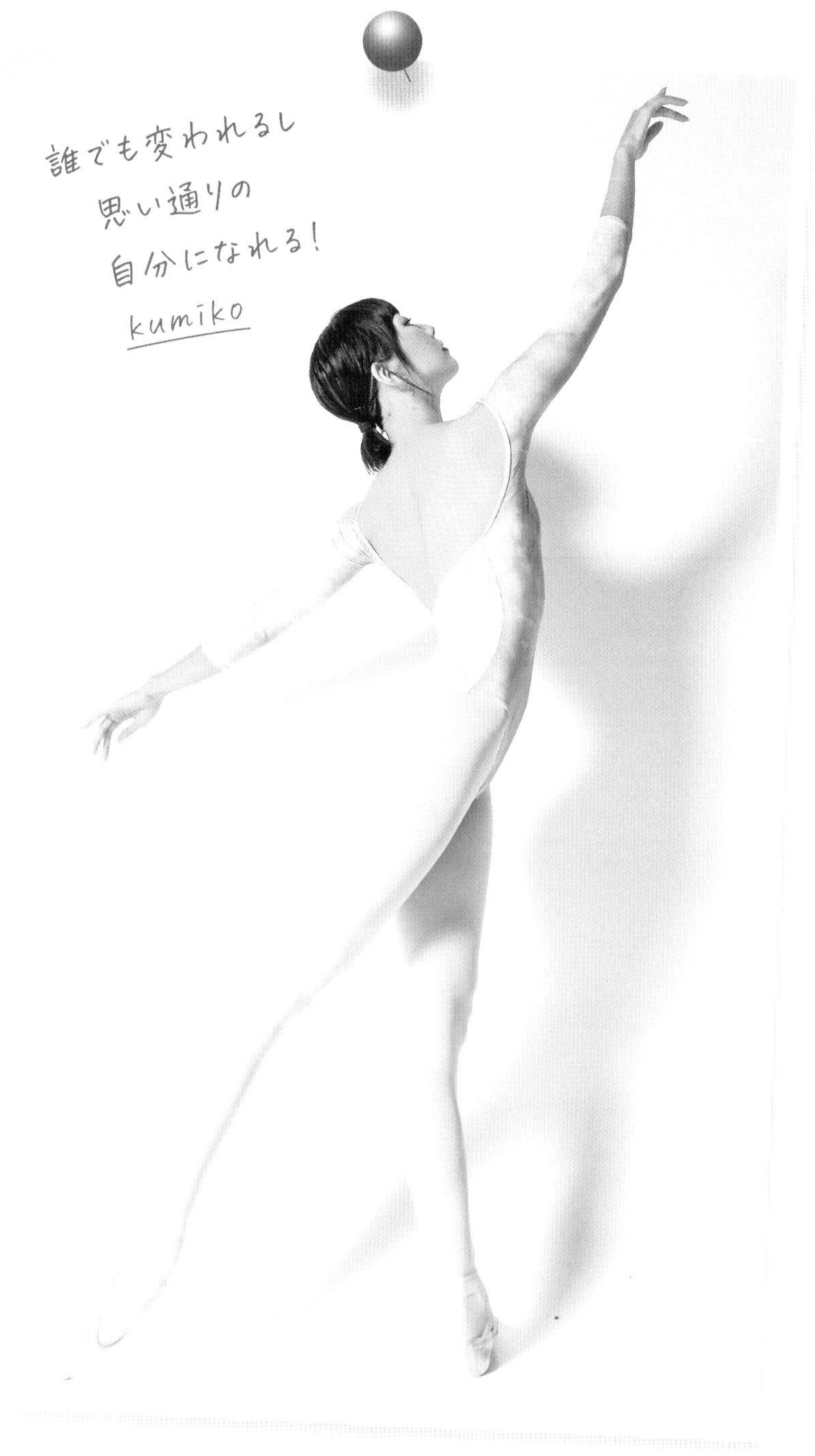
誰でも変われるし
思い通りの
自分になれる!
kumiko

CHAPTER 2

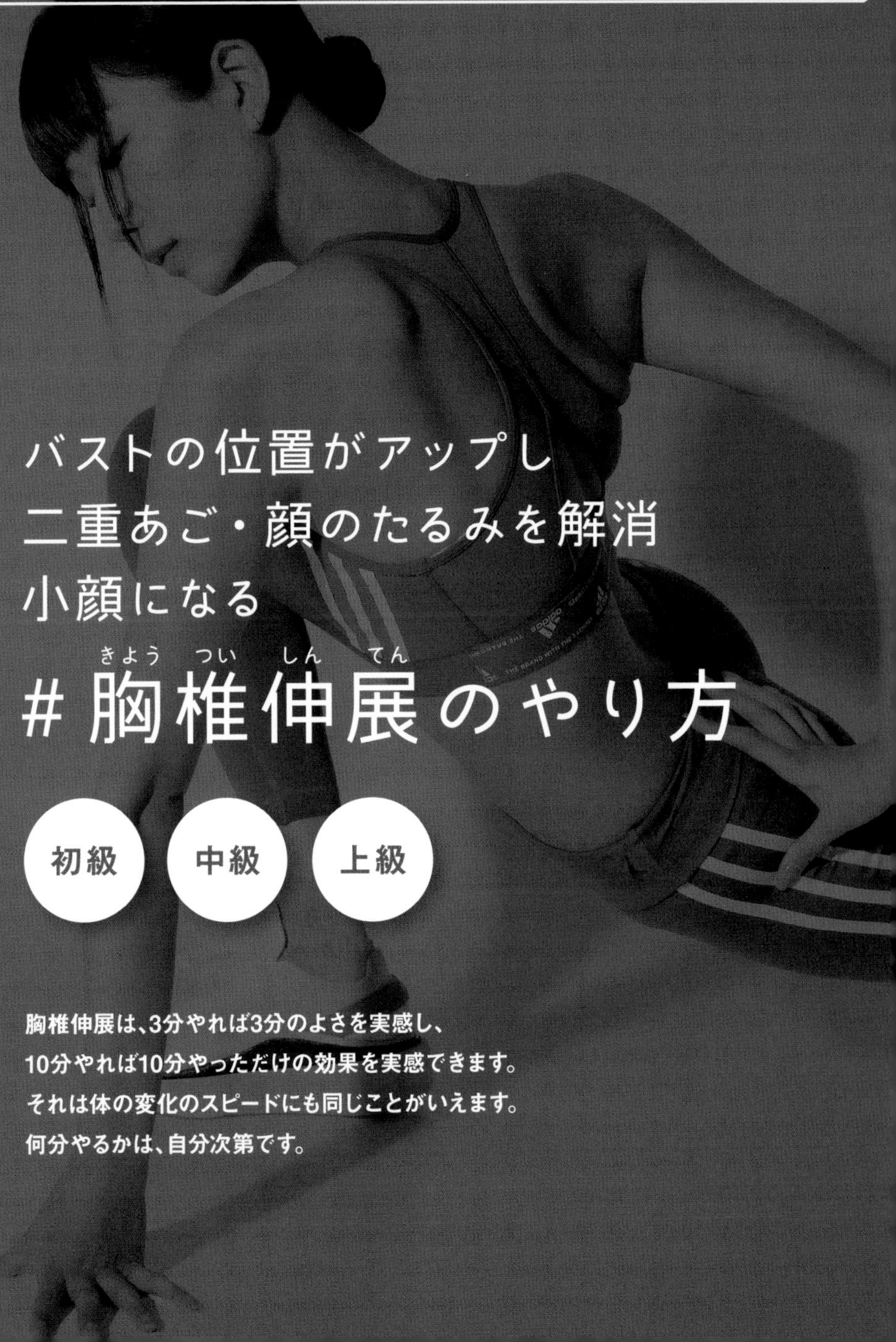

バストの位置がアップし
二重あご・顔のたるみを解消
小顔になる
#胸《きょう》椎《つい》伸《しん》展《てん》のやり方

初級　中級　上級

胸椎伸展は、3分やれば3分のよさを実感し、
10分やれば10分やっただけの効果を実感できます。
それは体の変化のスピードにも同じことがいえます。
何分やるかは、自分次第です。

フォームローラーを使って胸椎伸展を行います。実は、この段階がいちばんきついかもしれません。なぜなら、今が一番、体が硬いからです。でも大丈夫。体は驚くほど変わってくれます。フォームローラーを背中に当てて、まずは3分を目指しましょう。これができたら、5分、7分と時間を延ばし、最終的に10分を目指します。始めたその日から、身体の変化をしっかり感じられることでしょう。

準備するもの

タイマー
キッチンタイマーやスマホでもOK！

ヨガマット
なくてもいいが、体が硬い人は、床が硬いとつらくなるので、敷いて行うとよい。

フォームローラー
材質が硬くない直径14㎝のもの。材質が硬いと、ストレッチ本来の痛みではなく、当たって背骨が痛くなることもあるので要注意。

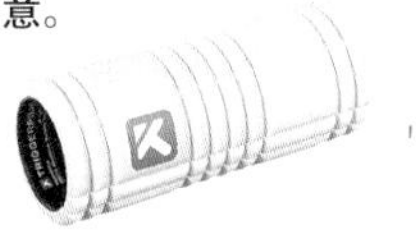

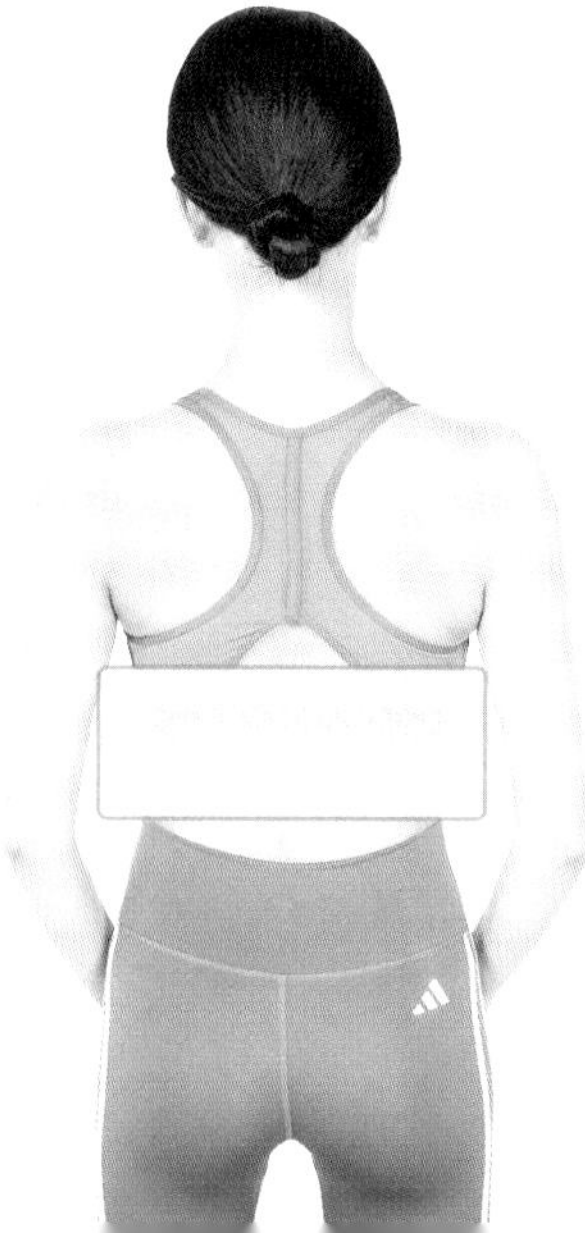

フォームローラーを
\ 当てる場所 /

肋骨の一番下の部分に、フォームローラーの下端を当てる。当てる位置が下（腰寄り）過ぎると、腰を痛めるので要注意

\ 当てる位置の探し方 /

フォームローラーを当てる位置が正しくないと、胸椎がうまくしならなかったり、腰を痛めたりする原因になります。初めのうちは面倒でも、当てる位置を必ず確認しましょう。

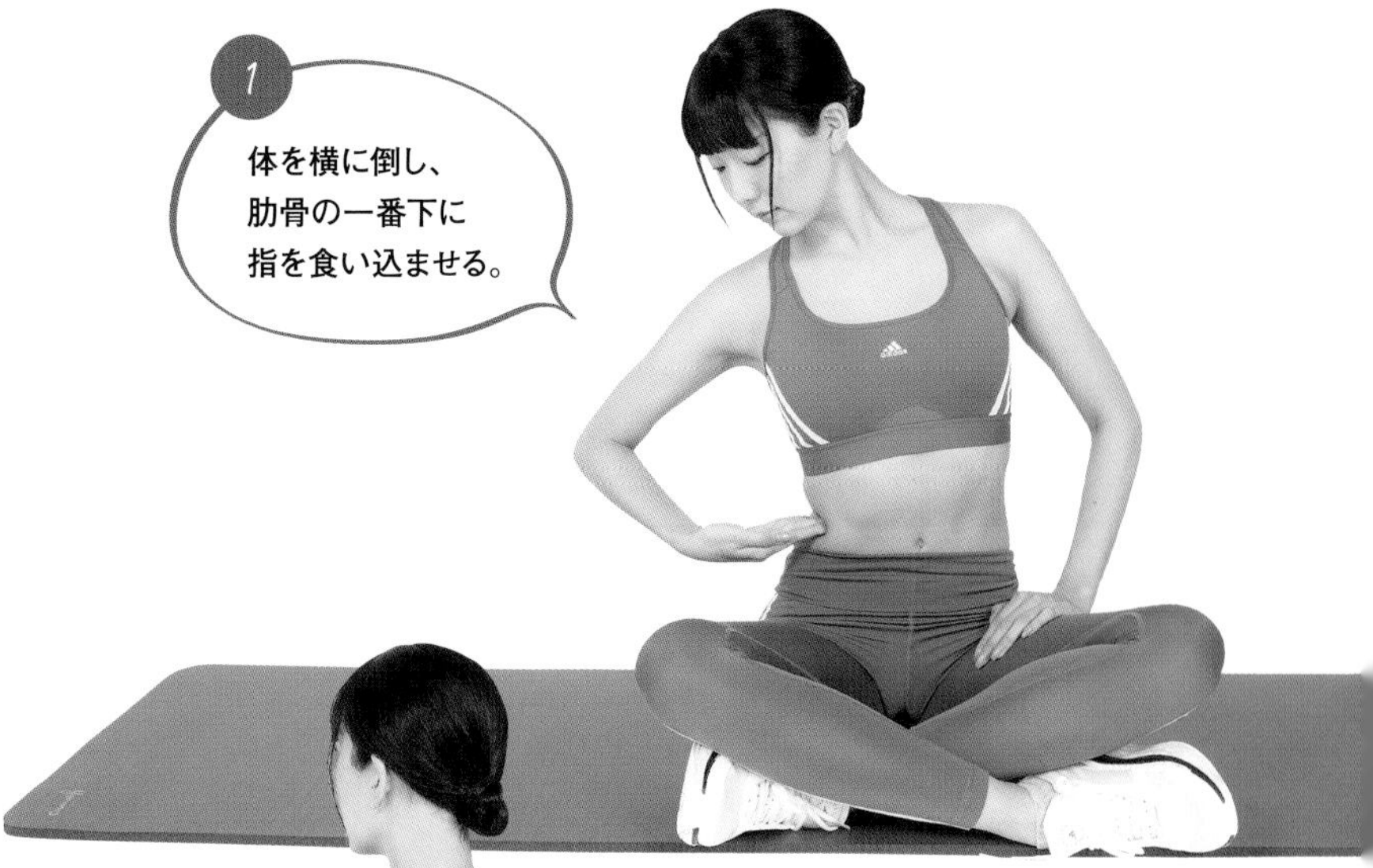
1
体を横に倒し、
肋骨の一番下に
指を食い込ませる。

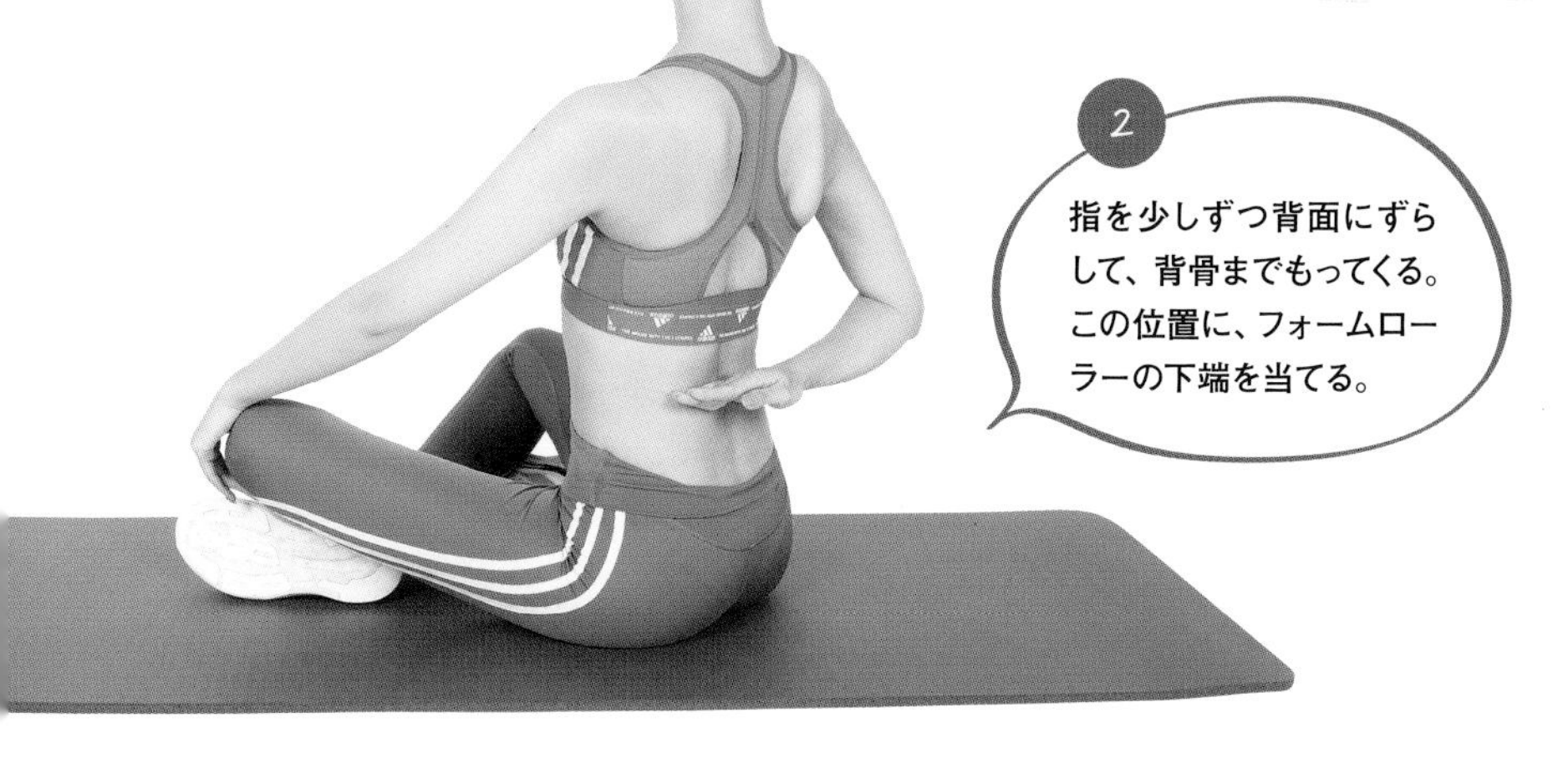
2
指を少しずつ背面にずらして、背骨までもってくる。
この位置に、フォームローラーの下端を当てる。

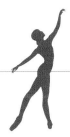

1 ヨガマットの上に座って足をヨガマット幅にセット

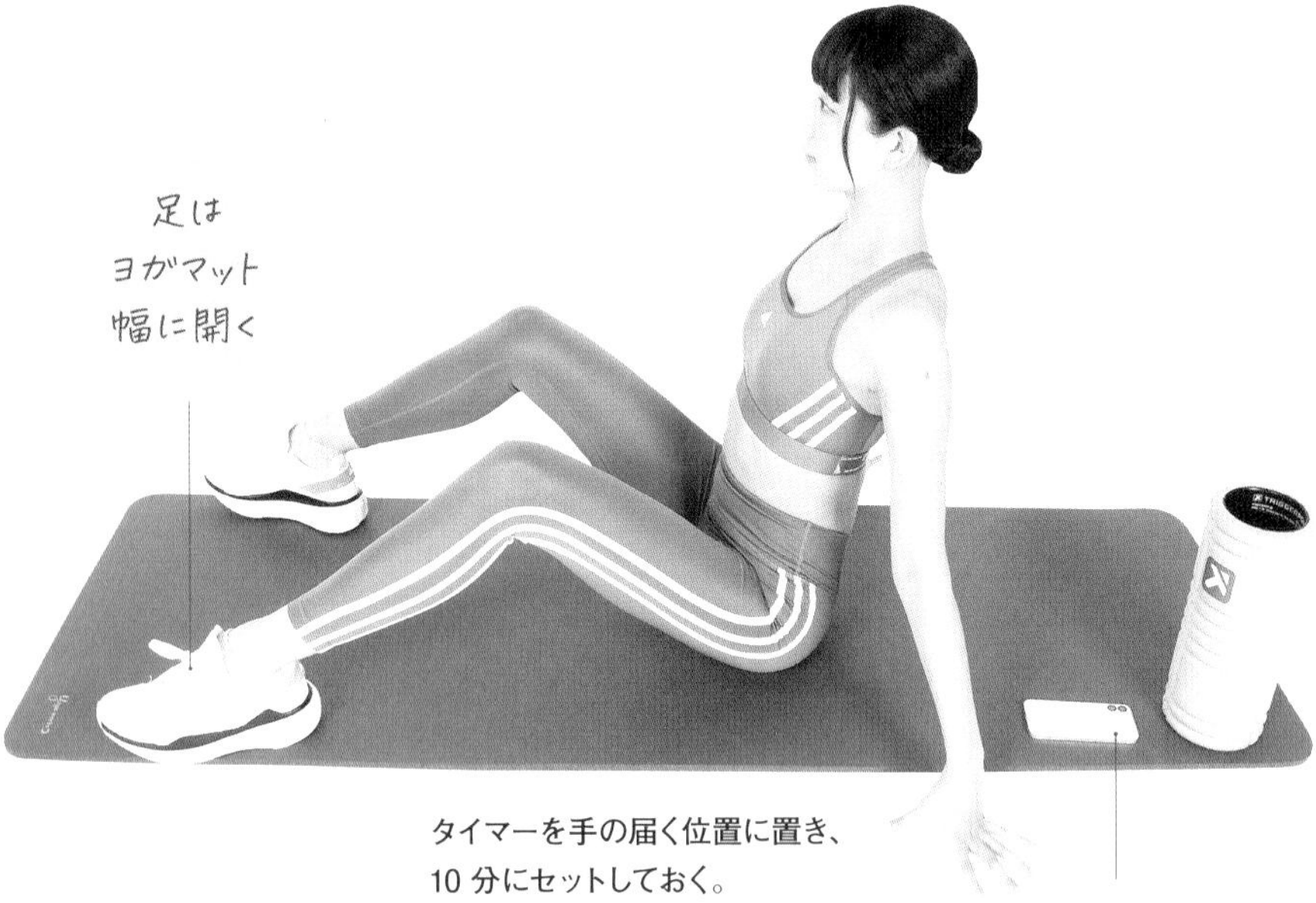
足は
ヨガマット
幅に開く
タイマーを
10分に
セットする

タイマーを手の届く位置に置き、
10分にセットしておく。

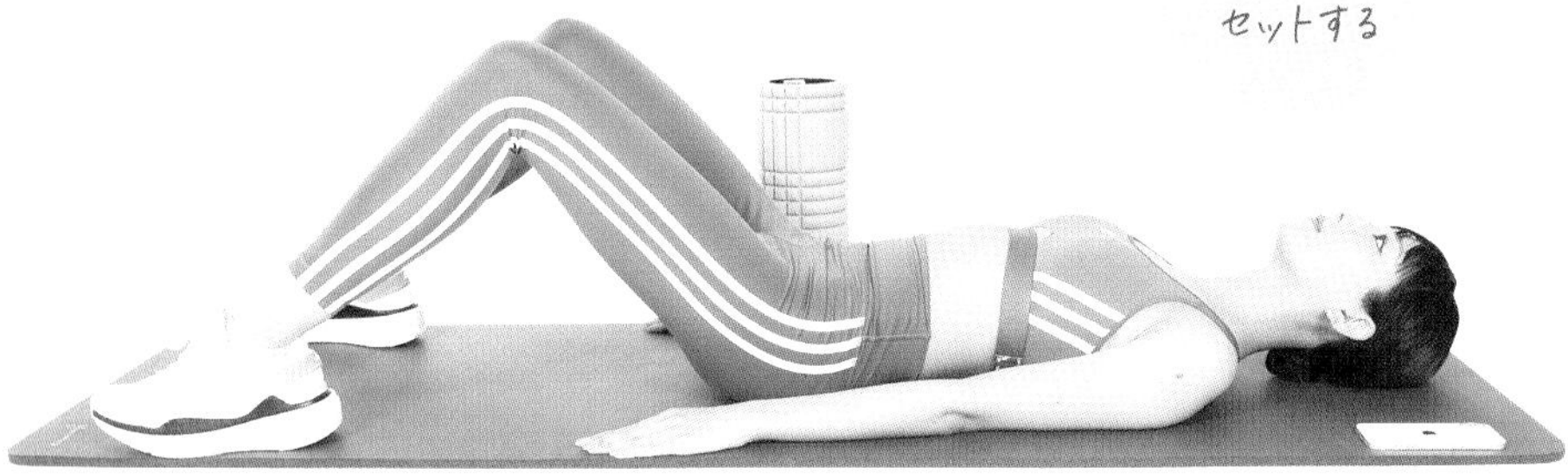

あおむけに寝る

2 フォームローラーを入れる

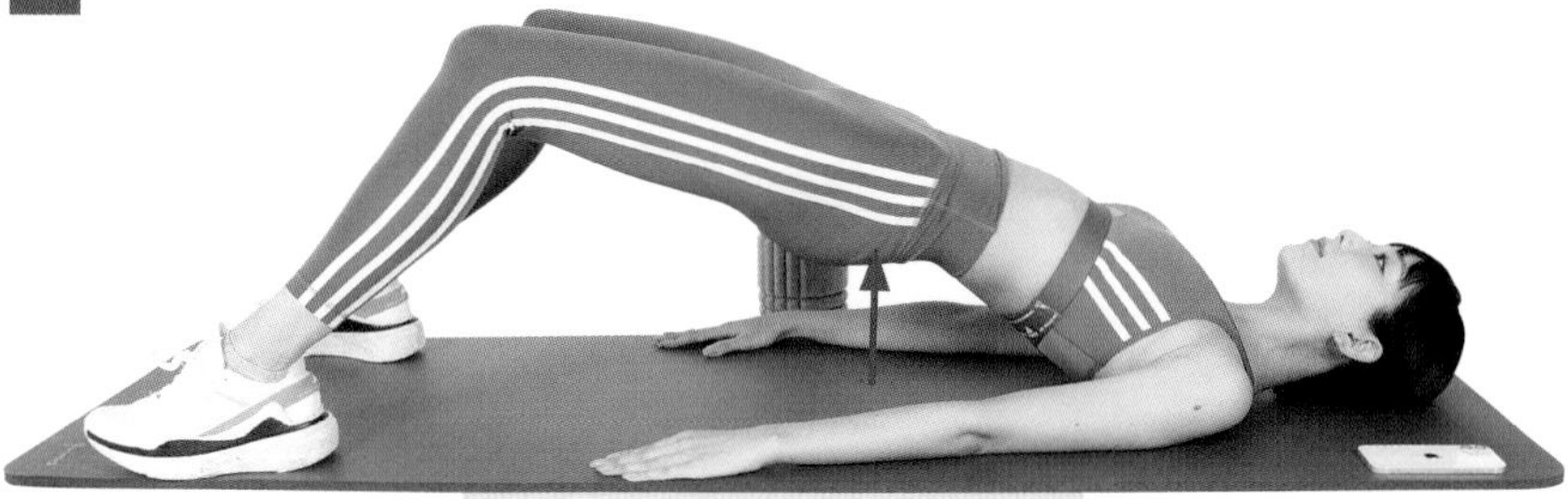

腰を上げる

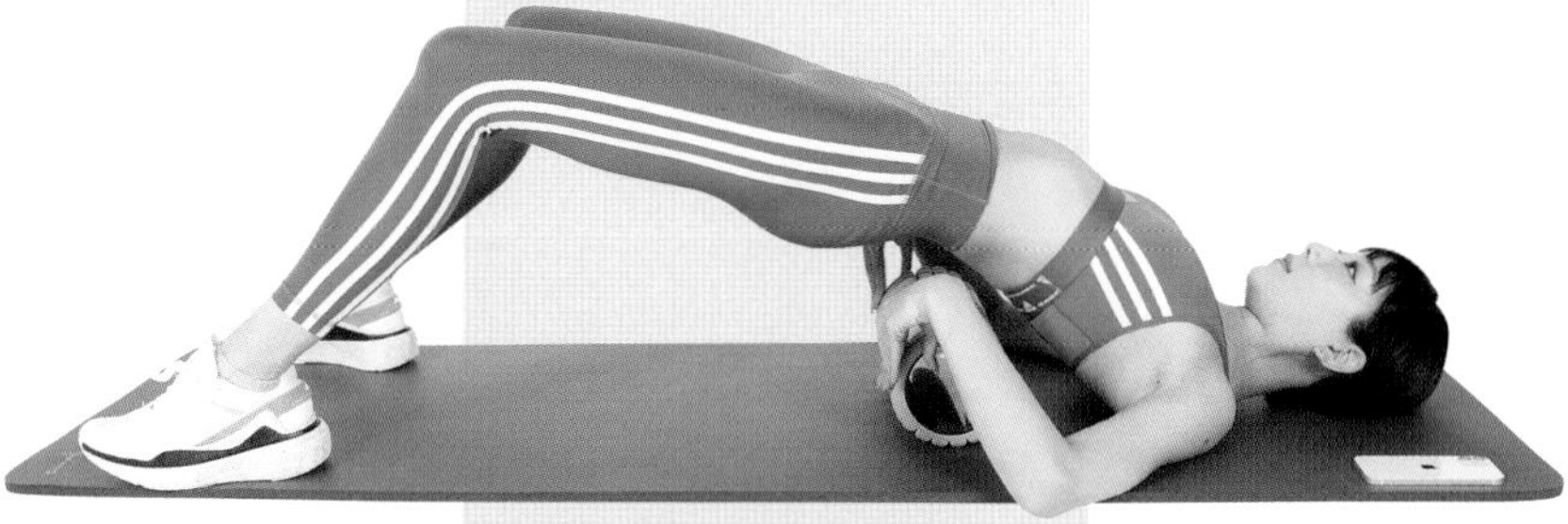

一番下の肋骨にフォームローラーの下端を当てる

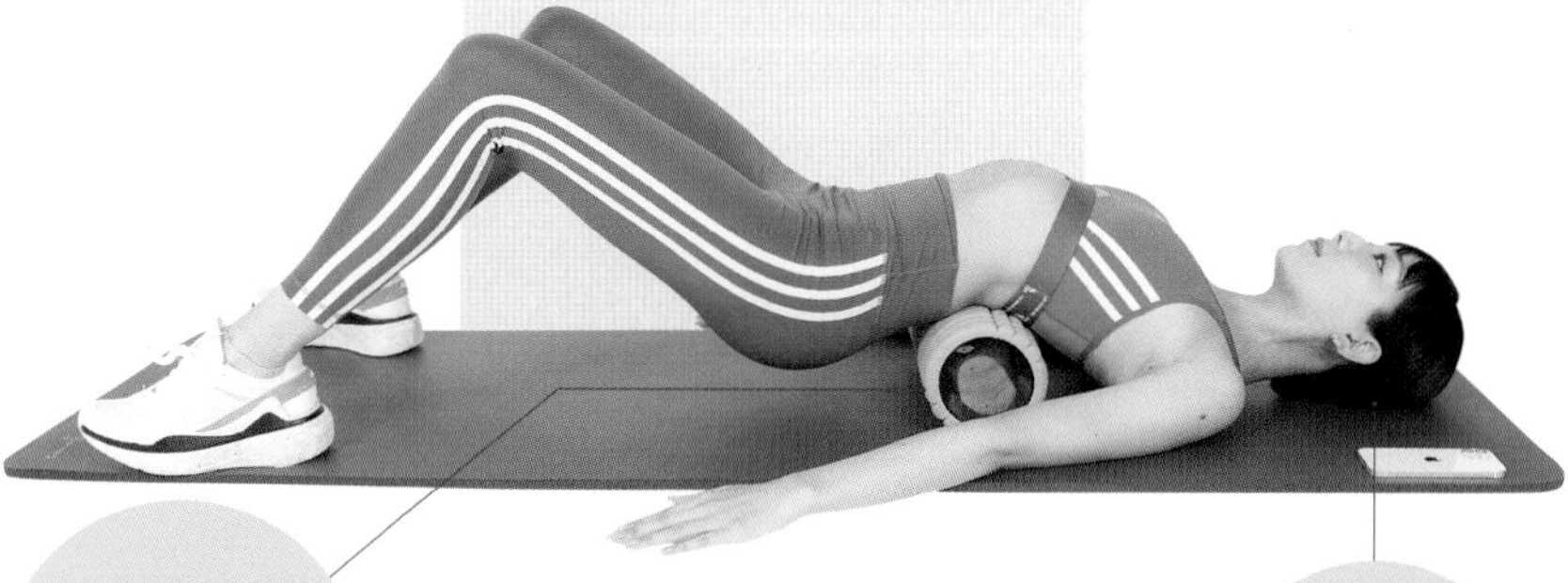

フォームローラーが曲がらないよう注意！

フォームローラーの上に体をおく。
後頭部がヨガマットに着いた状態をキープする。
体が硬いとお尻が浮くが、最初は浮いたままでOK！

後頭部はマットに着けたまま

3 息を吐くことに集中して全身、脱力する。タイマーをON！

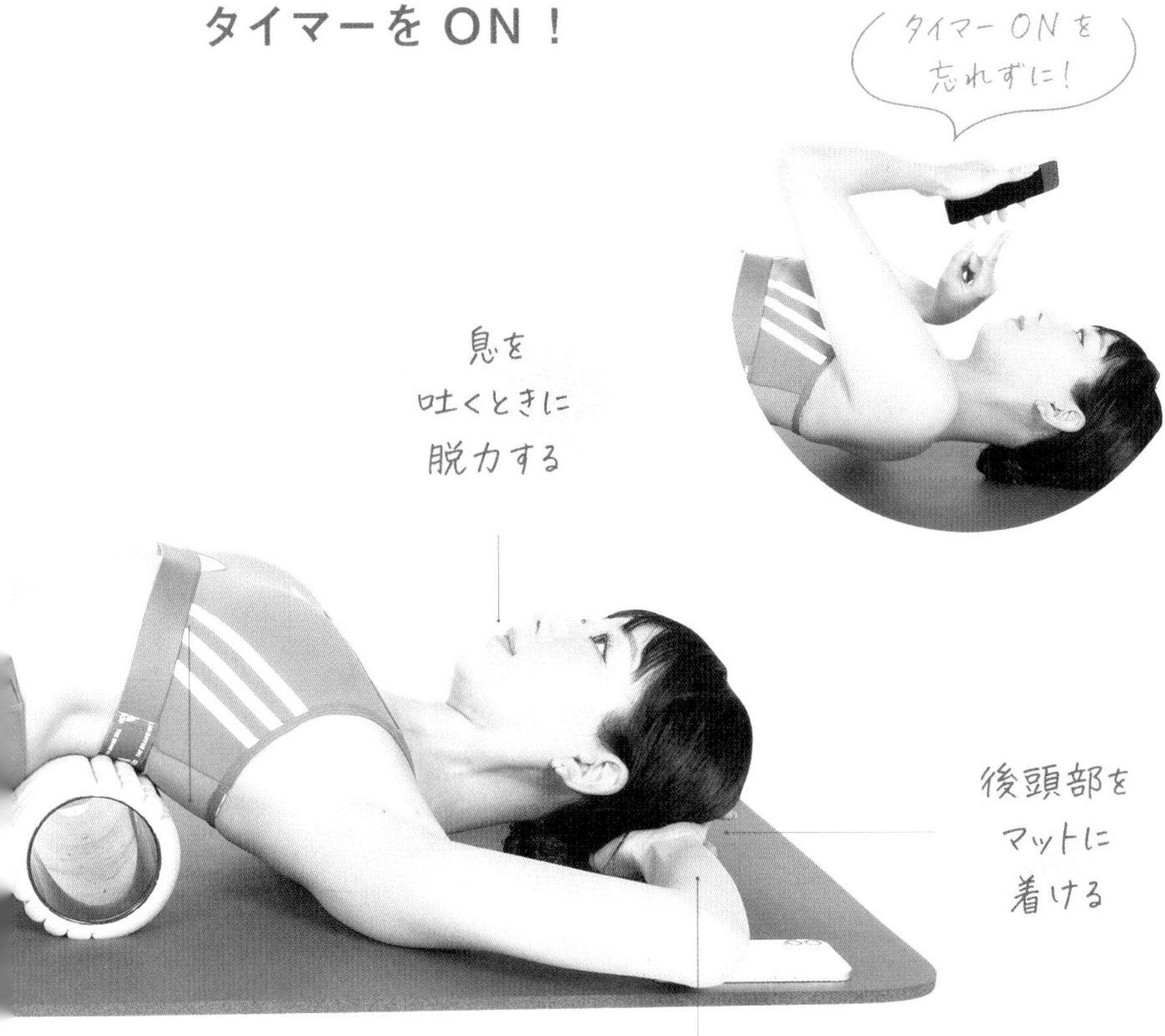
タイマーONを
忘れずに！
息を
吐くときに
脱力する
後頭部を
マットに
着ける
両腕を上げて
両手を頭の
下で組む

呼吸をゆっくり繰り返す。

吐くときに、全身の力を抜いて、頭も、お尻も脱力。足や股関節も緩めていきましょう。

※肩は床に着かなくても大丈夫なので、まずはお尻を床に着けましょう！

まずは3分やってみましょう！
30秒休んで、もう2セット行います。
慣れてきたら5分×2セットに、
さらに慣れたら、10分連続で行います。

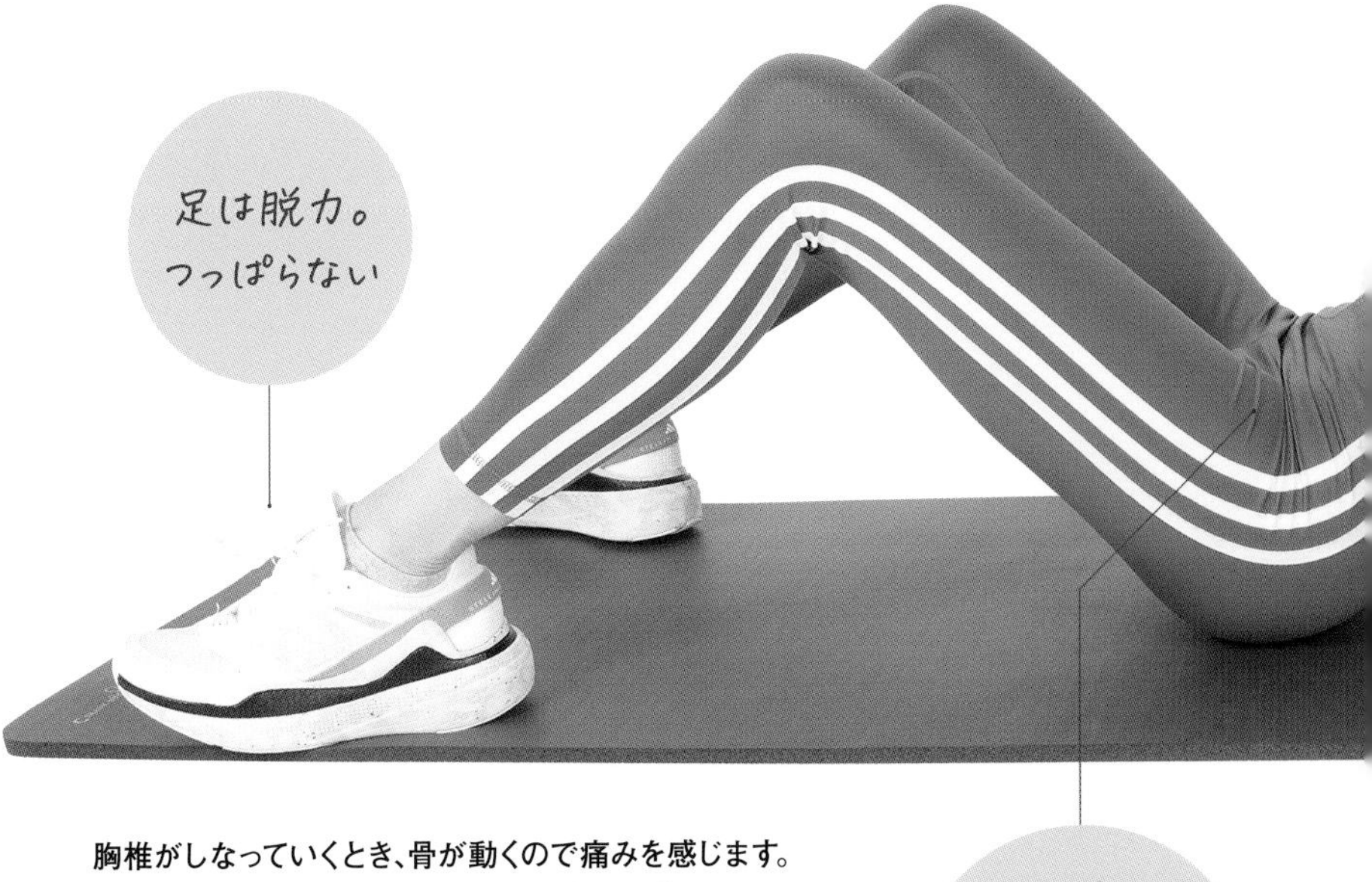
足は脱力。
つっぱらない
吐く息で
股関節の
力を緩め
沈めていく

胸椎がしなっていくとき、骨が動くので痛みを感じます。「折れるんじゃないか」と思うような痛みですが、このストレッチは、感覚が鋭敏になるのでそう感じるだけ。大丈夫です。

※通院中の人は主治医の許可をとってから行いましょう

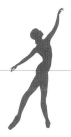

＼こんなポーズもOK／

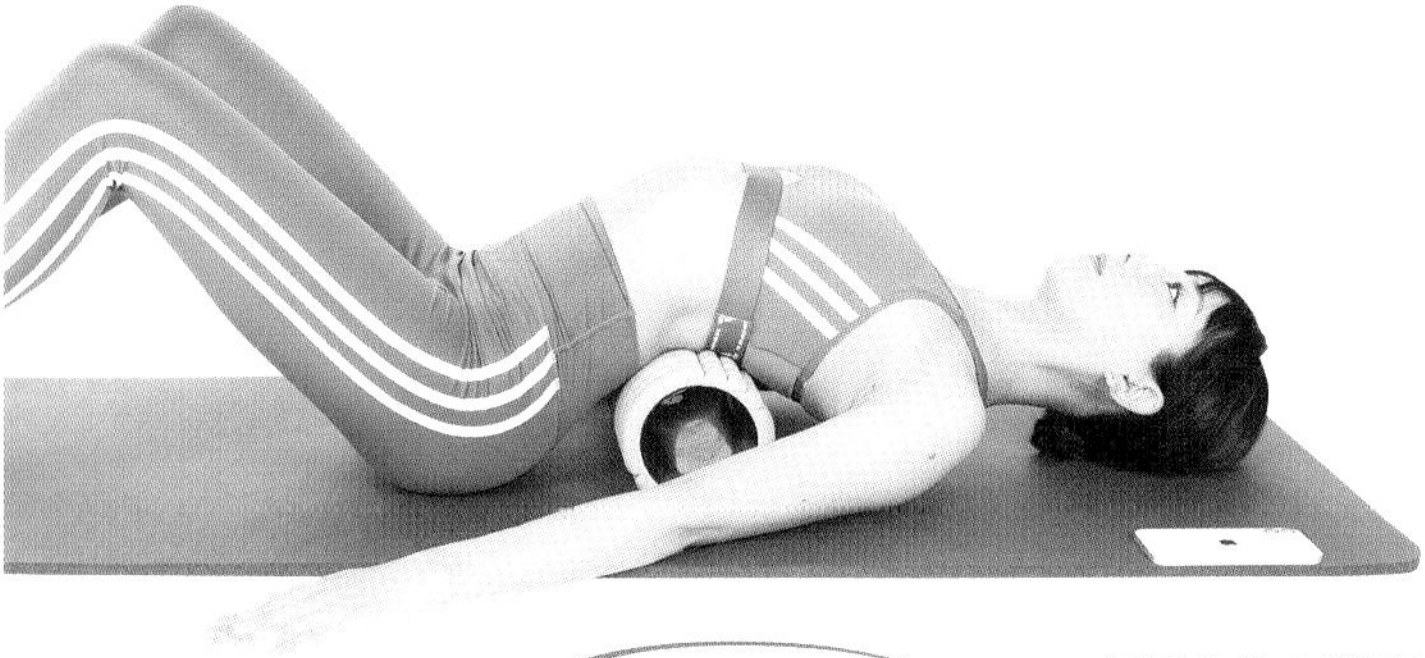

両手を
体に沿えておく

両手を体の側面に沿っておきます。ずっと両手を上げているのがつらいときは、このポーズでOK！

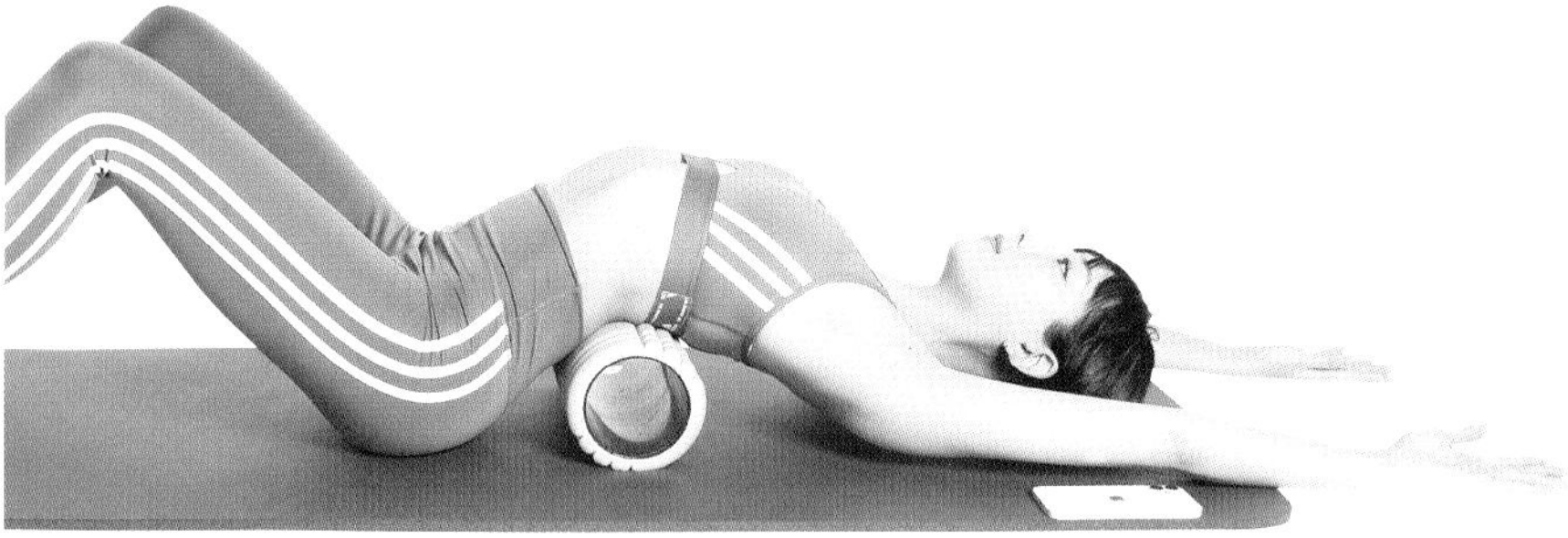

両手を頭上に伸ばして、さらに胸椎をしならせていきます。鎖骨を床に沈めて首の後ろを床につけ、さらに後頭部を沈めるイメージで！

両手を
バンザイ

**3～5分たったら
体を3cm足元方向にずらして
フォームローラーの位置を上げる。**

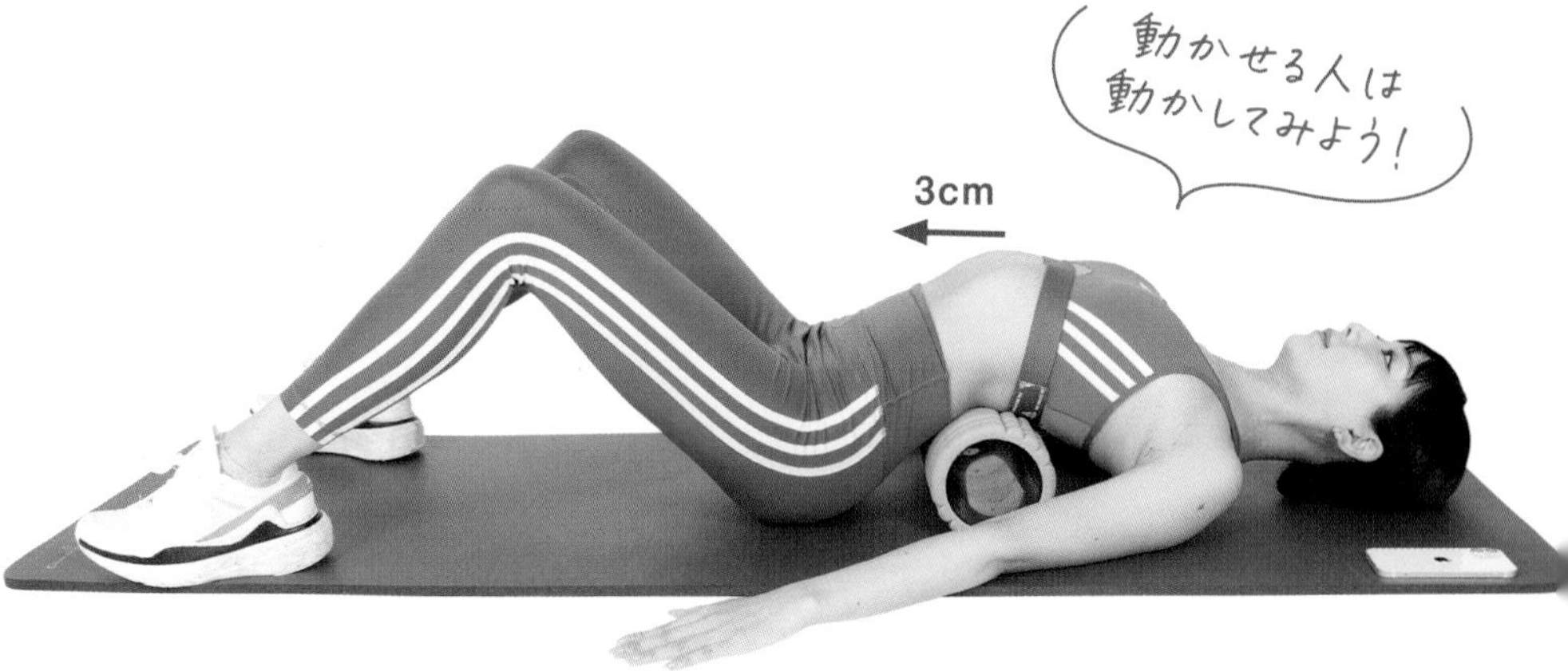

3～5分たったら、体を3cmほど足元方向にずらして、フォームローラーの位置を上にずらし、さらに上の部分の胸椎を伸展させます。痛くてとてもフォームローラーを動かせない場合は、その場でじっとしていてOKです。

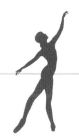

#胸椎伸展 初級
あるある質問にお答えします！

Q1 首が反りすぎて痛いです！

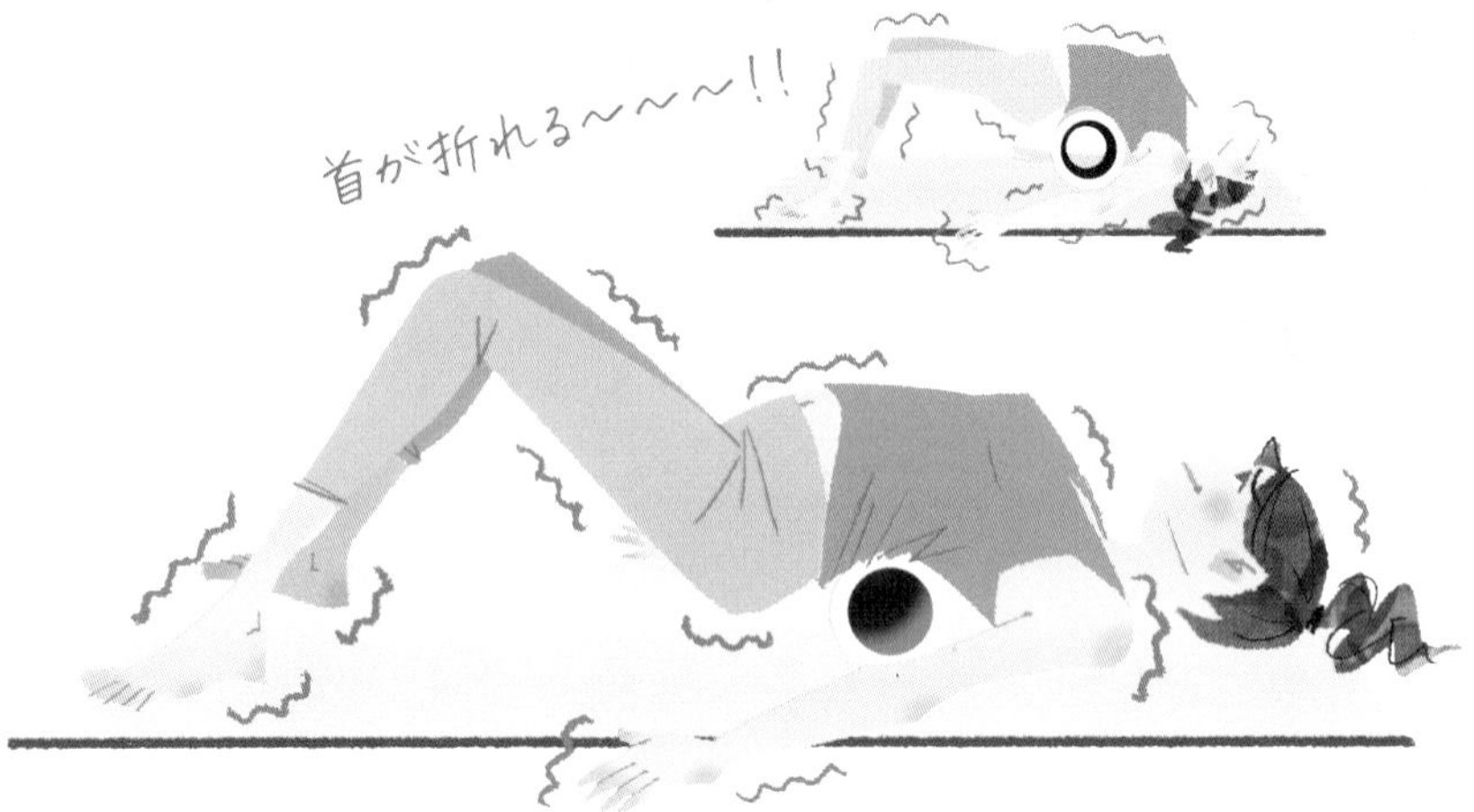

A1 後頭部を床に着けましょう。このストレッチは、実際よりも、感覚のほうが鋭く入ってきます。そのため、首がものすごく反っている気がするのでしょう。どうしてもつらい場合は、厚手のバスタオルか、薄めのクッションを頭の下に置いてもいいです。頭とお尻の重みで胸椎を伸展させていくのが狙いのストレッチですので、慣れてきたら外してください。ちなみに、97ページからの体験談にあるように、皆さん、どうしても痛い場合は、枕や本を頭の下に置いているようです（笑）。

Q2 背骨が痛い！

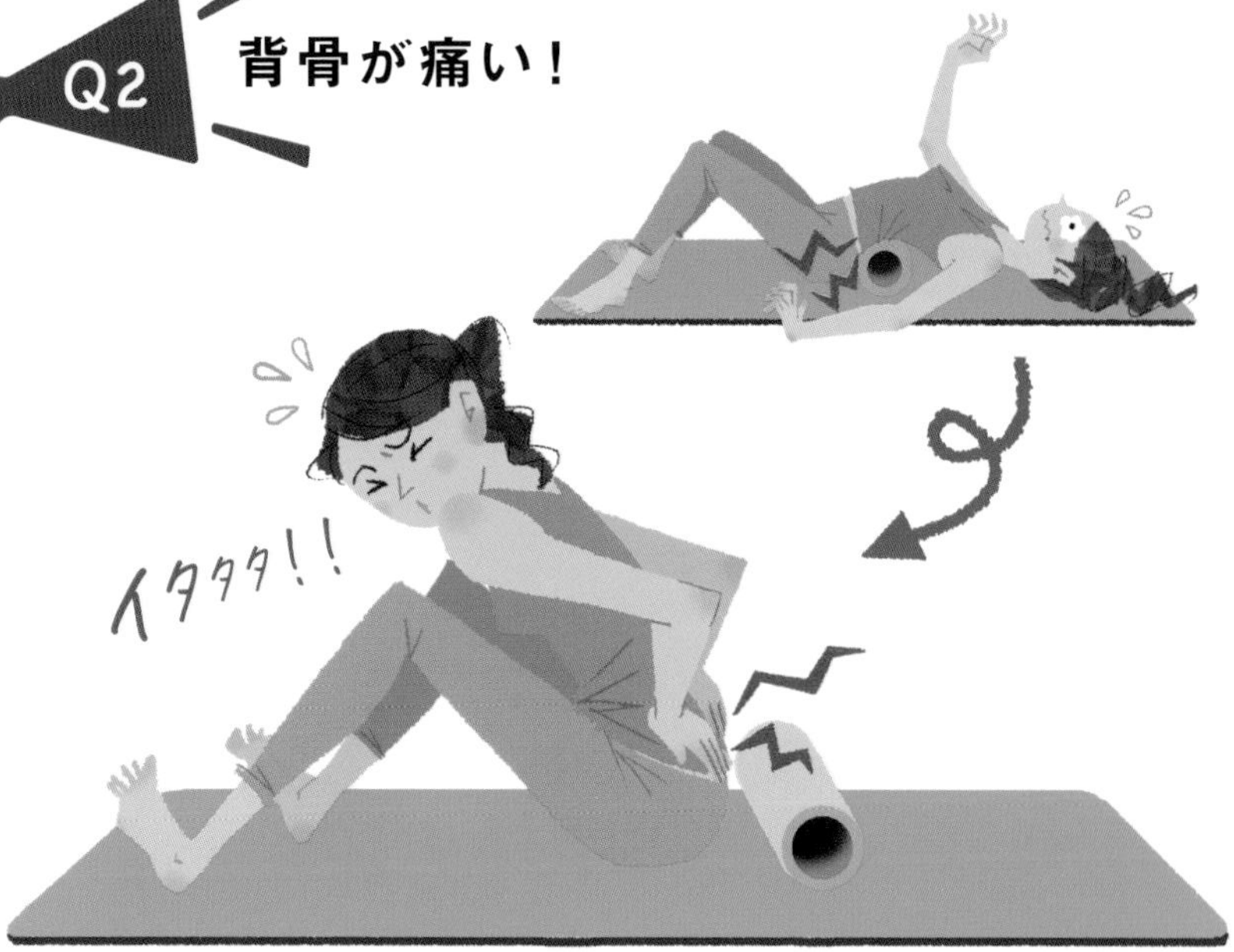

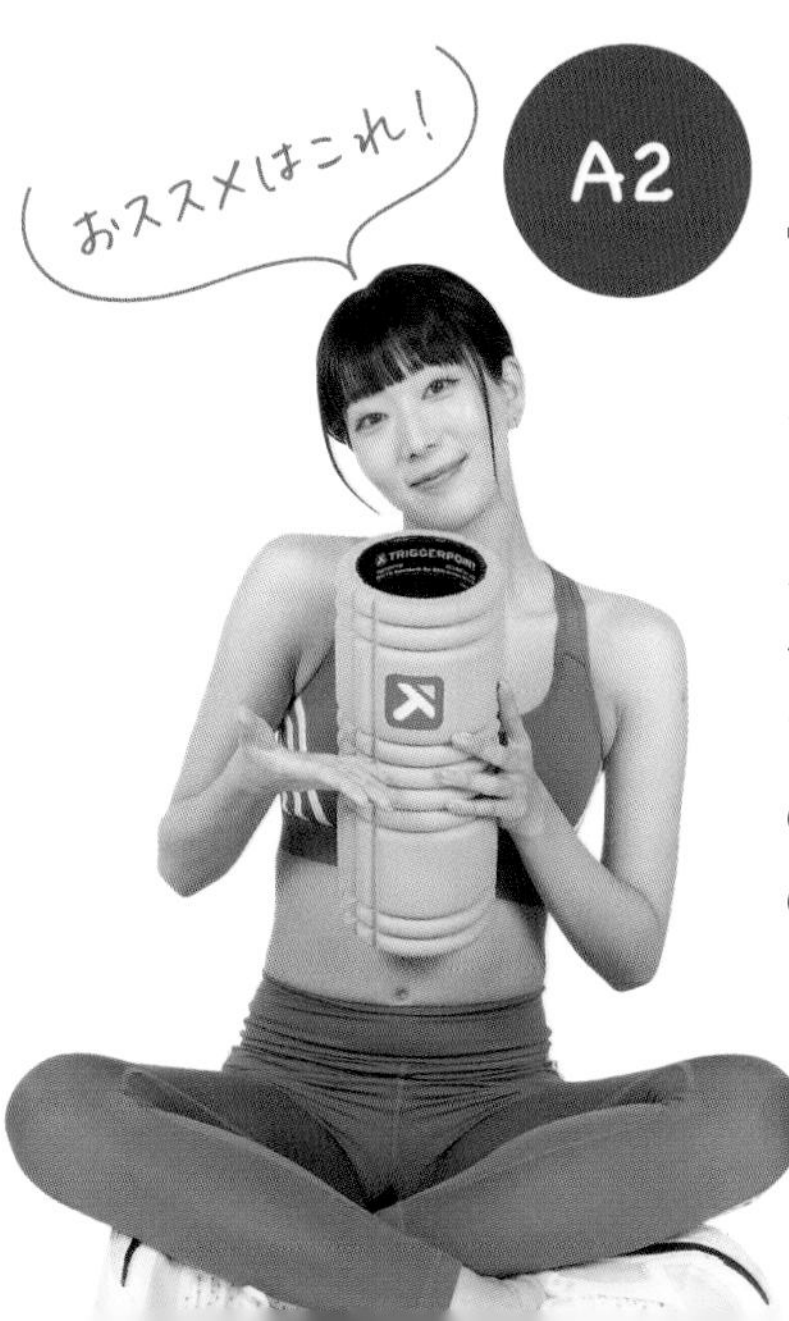

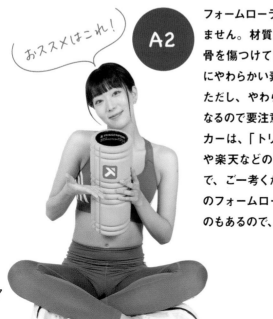

A2

フォームローラーの材質が硬すぎるのかもしれません。材質が硬いと、背骨に当たって、背骨を傷つけてしまいかねません。表面が適度にやわらかい素材のものに替えてください。

ただし、やわらかすぎても胸椎のしなりが甘くなるので要注意なのですが、私のお勧めのメーカーは、「トリガーポイント」です。アマゾンや楽天などの通販サイトで手軽に買えますので、ご一考ください。なお、トリガーポイントのフォームローラーの中には、硬い材質のものもあるので、購入時はお気をつけください。

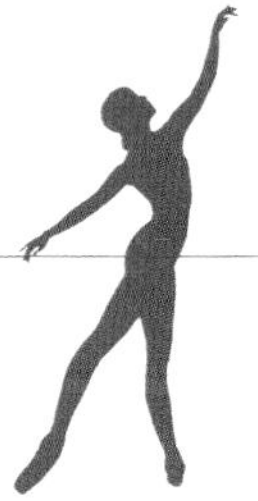

Q3 腕を上げるのがつらいです！

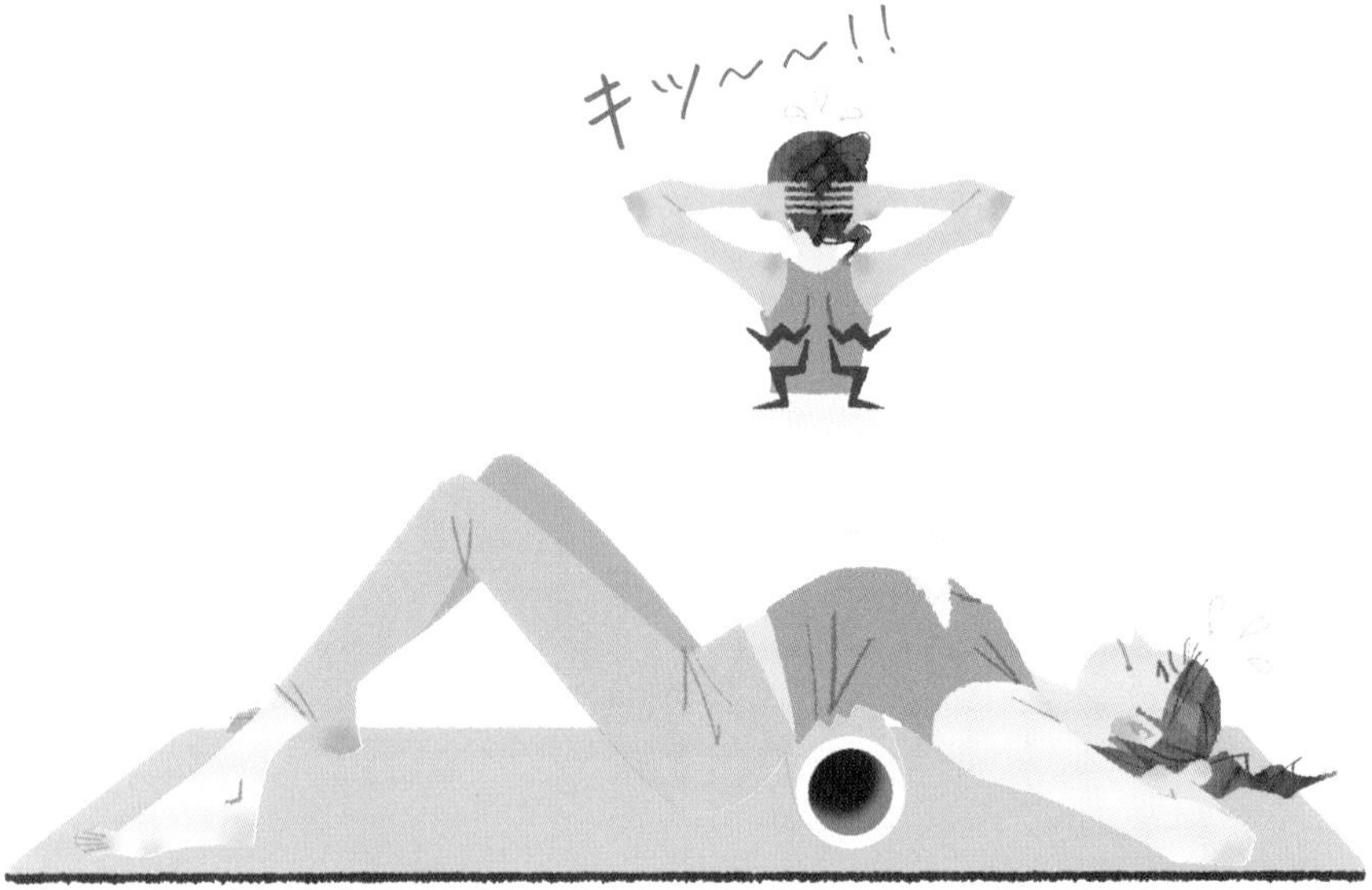

A3

わきの下やわき腹が固まっているため、両腕が上がりにくくなっていると考えられます。

普段、運動をしている人でも、わきの下が固まって動かなくなっている人は大勢います。

わきの下の筋膜の癒着を取ることで、腕が上がりやすくなり、肩もラクになります。

やり方は、左ページをご覧ください。

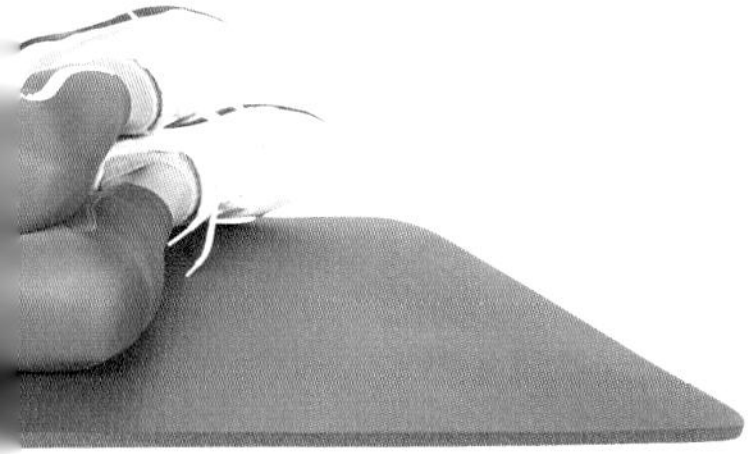

\ わきの下の筋膜をほぐそう！ /

体の左側を上にして、横になり、右わきの下にフォームローラーを置く。左手で体を支えながら、体を上下にゆっくりと動かし、わきの下から上腕にかけてフォームローラをコロコロ動かす。１分ほど行ったら、今度はわきの下から肋骨にかけて、コロコロ動かす。１分行ったら、反対側も同様に行う。

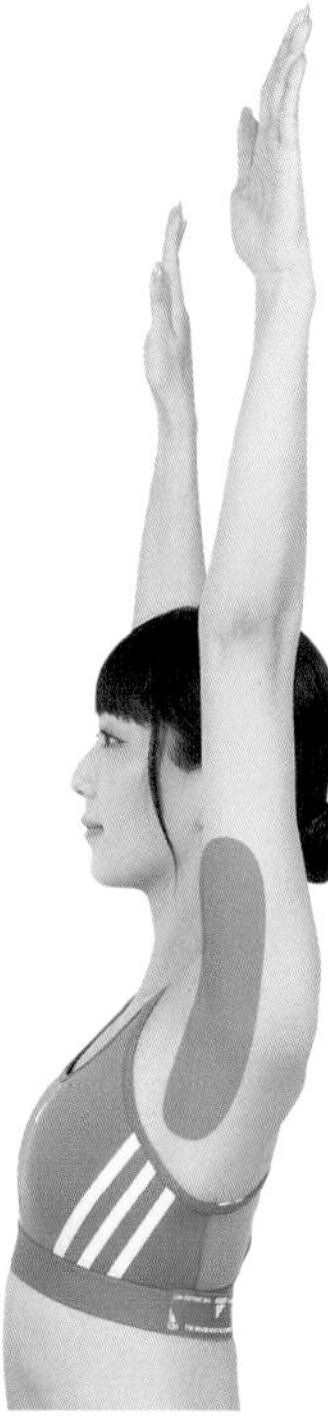
ほぐす位置

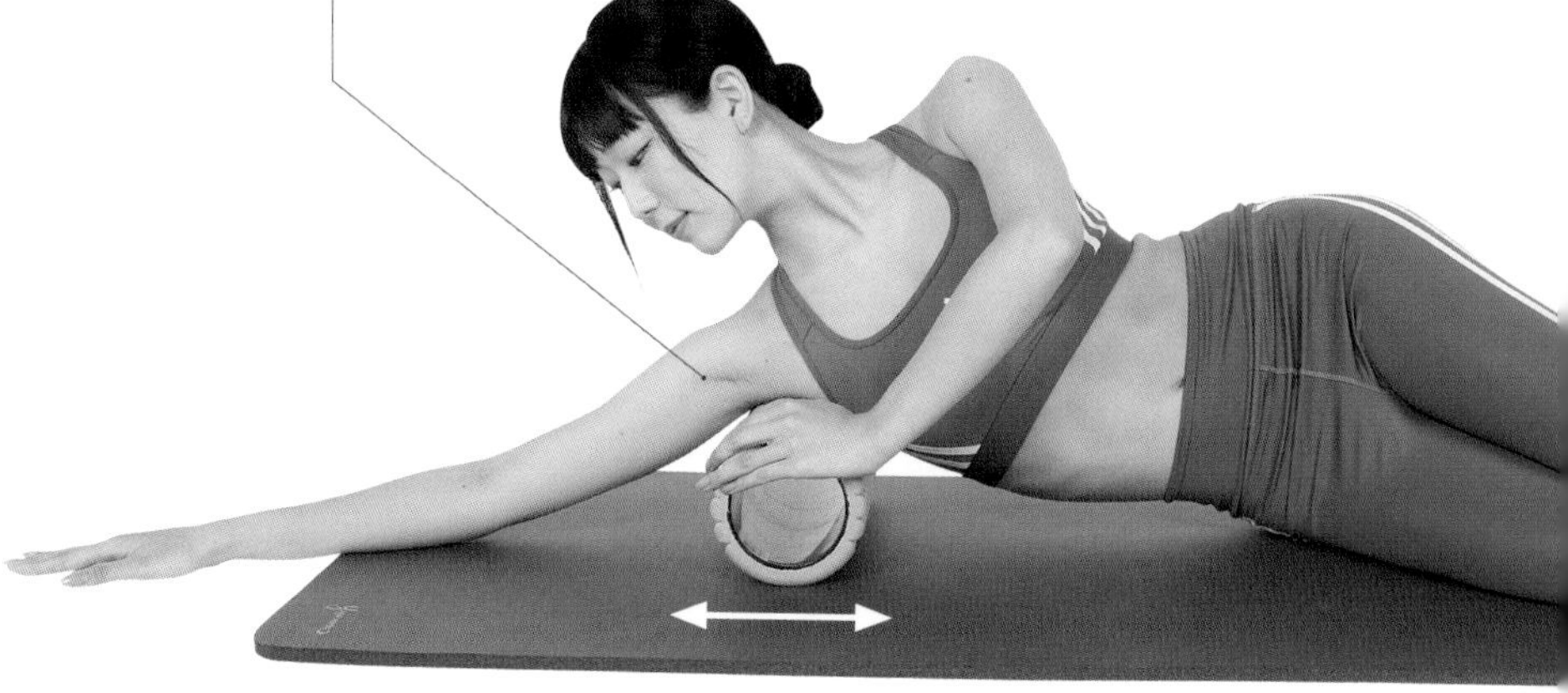
わきの下から
腕のつけ根
全体をフォーム
ローラーでほぐす

Q4　終わった後、腰が痛くなります

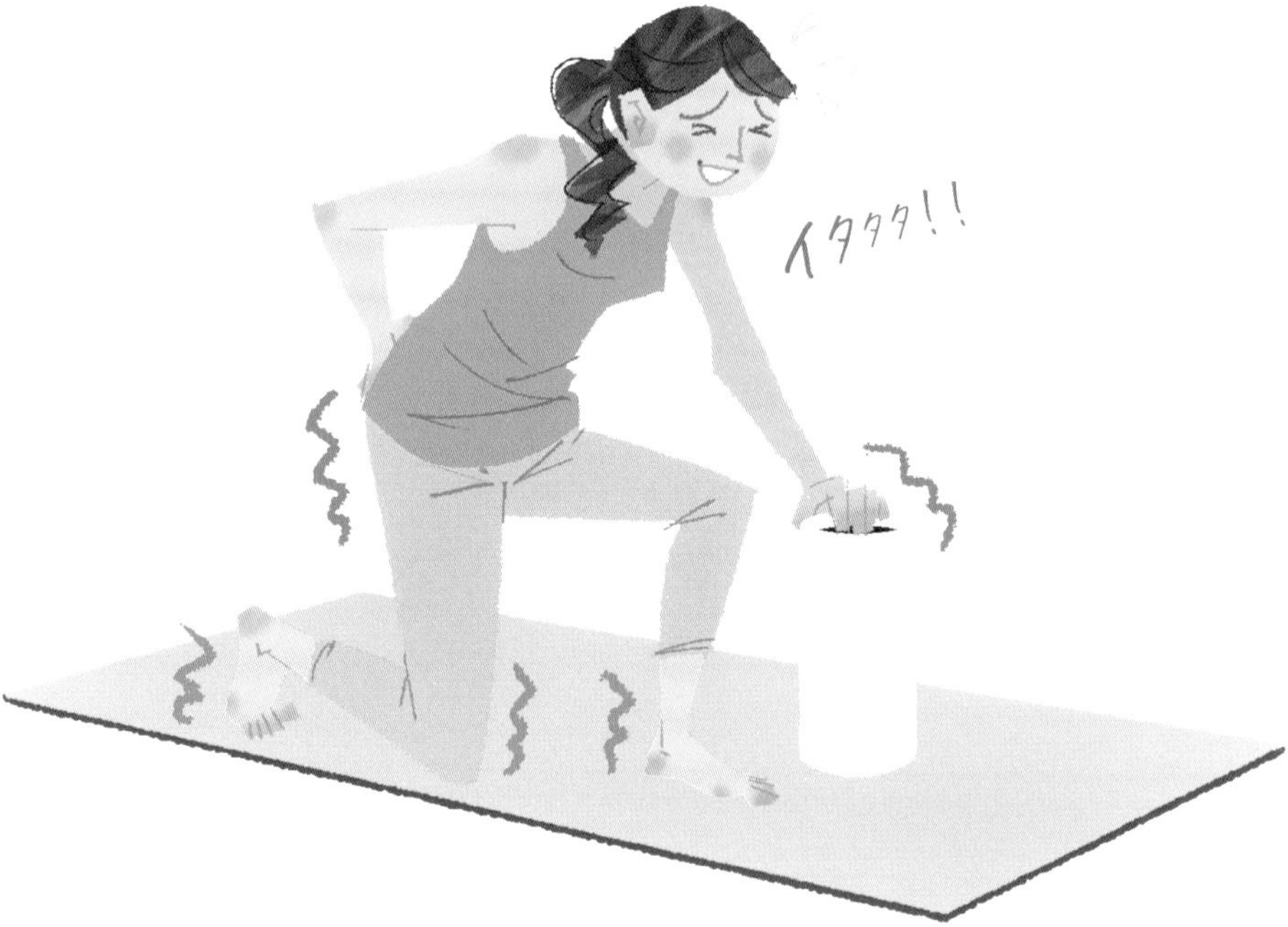

A4

フォームローラーを当てる位置が下過ぎて、腰椎寄りになっている可能性があります。28 ページをよく読んで、肋骨の一番下の部分に、フォームローラーの下端がくるように、当ててください。

もしくは、フォームローラーを当てるとき、フォームローラーが斜めになっているのかもしれません。ヨガマットのラインと平行に置いて、その上にゆっくりのるか、体をローラーの上にのせて、もう一度、左右均等になっているか、確認してください。

Q5 フォームローラーが斜めになってないか心配です

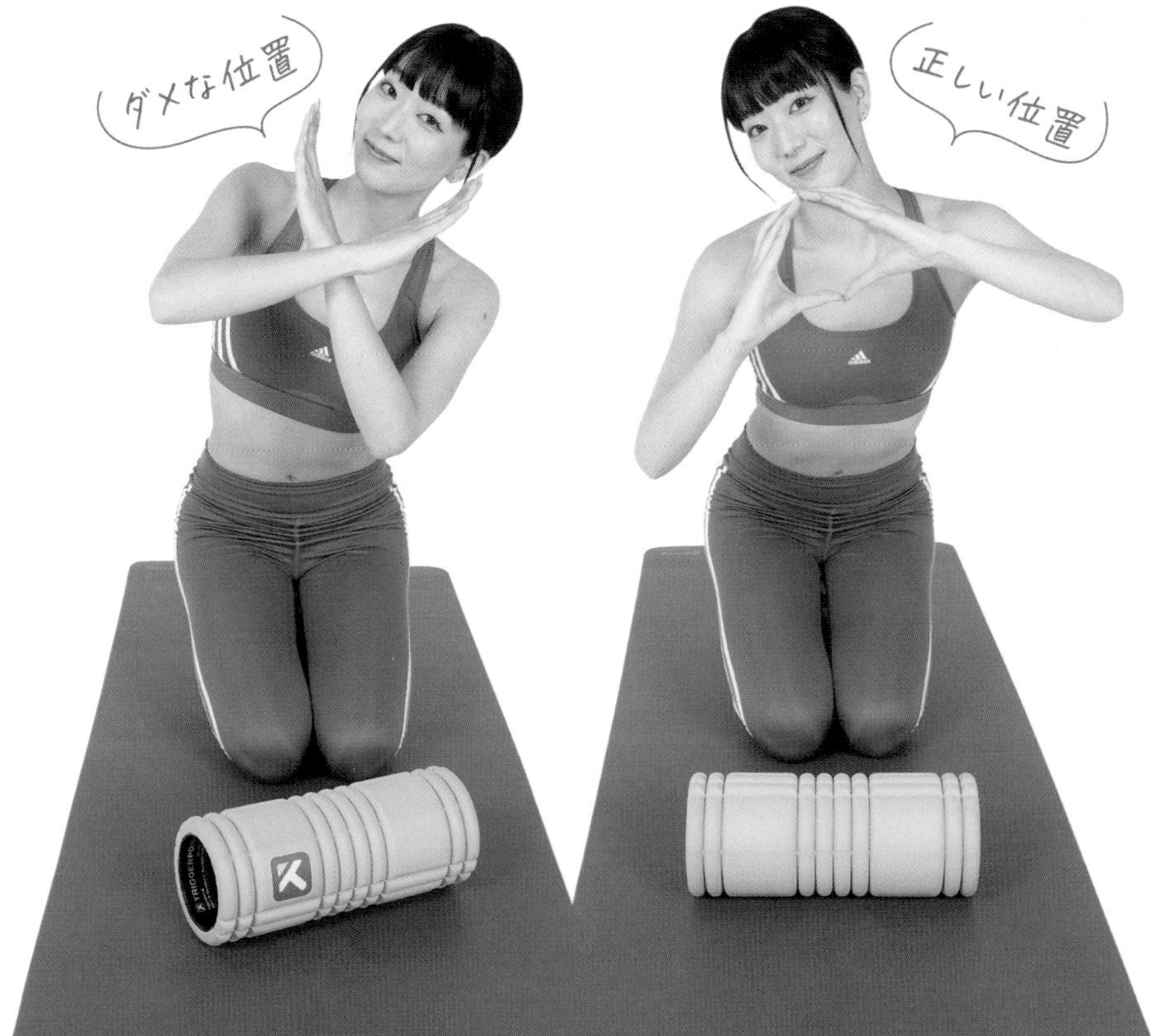

A5 ヨガマットやフローリングの線に平行になるようフォームローラを置いて、その上に胸椎をのせます。もしくは、先にフォームローラーをまっすぐにセットしてから、寝転がるとよいでしょう。

Q6 終わった後にフォームローラーを取るのが痛くて怖いです

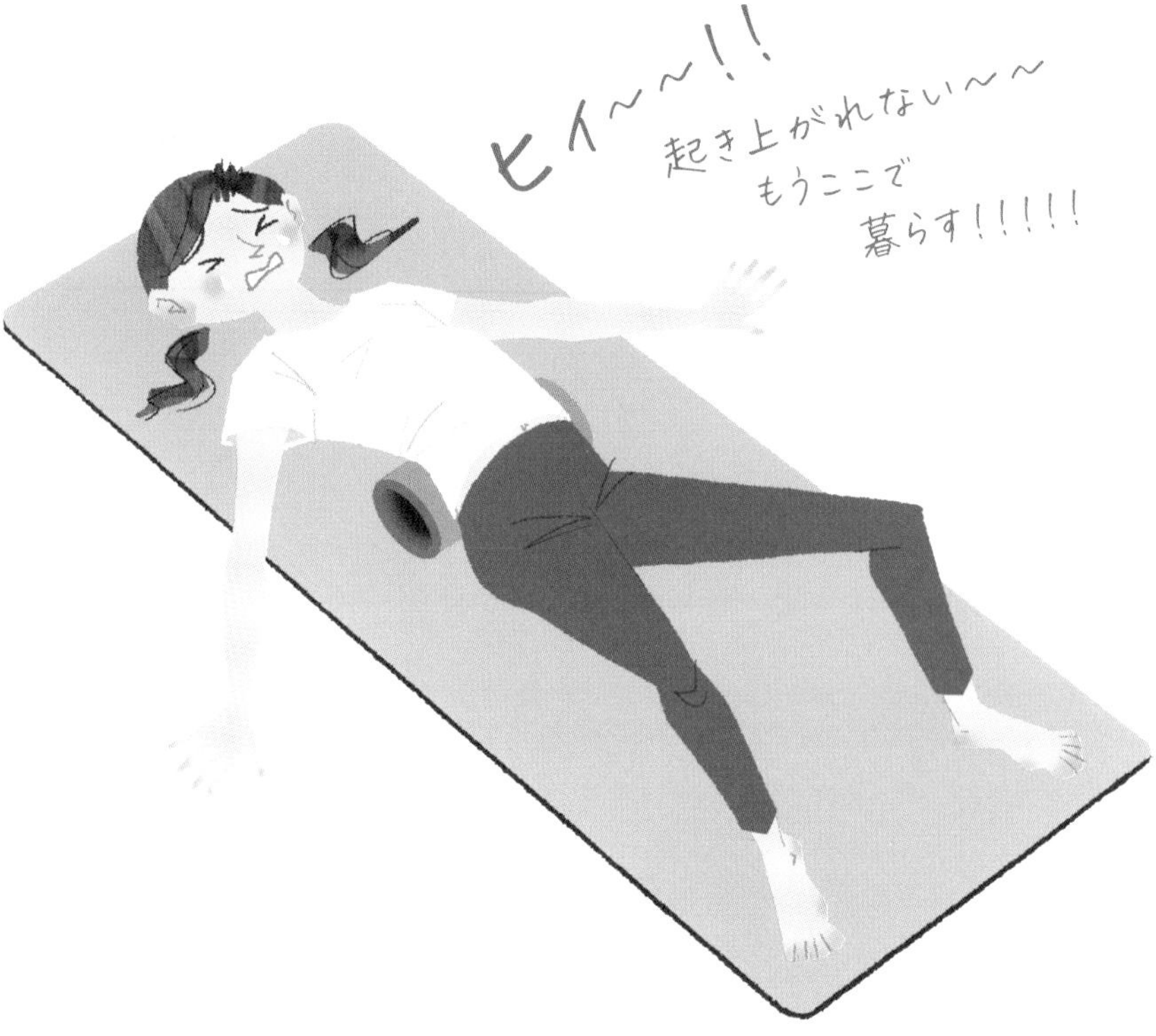

A6

皆さん、そうおっしゃいます（笑）。

急に体を動かそうとせず、ゆっくりと腰を浮かし、めりこんだフォームローラーを体から外すという方が多いようです。もしくは、コロンと横に転がるか、家族に助けを求めて抜いてもらうか、どの方法でもいいですが、いずれにせよ、ゆっくりした動作で行いましょう。

起き上がり方の例

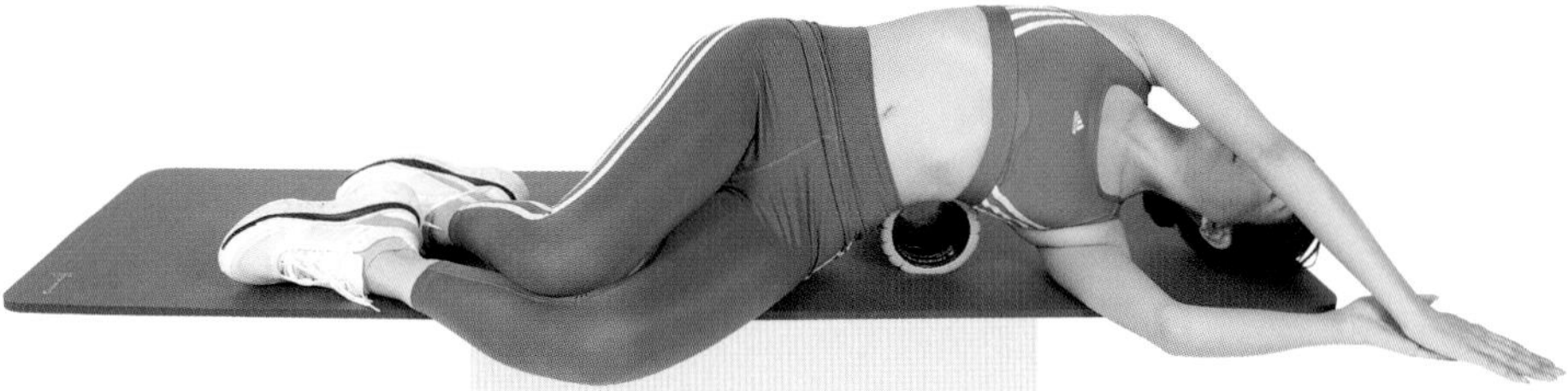

体を左右どちらかにクルリと転がす

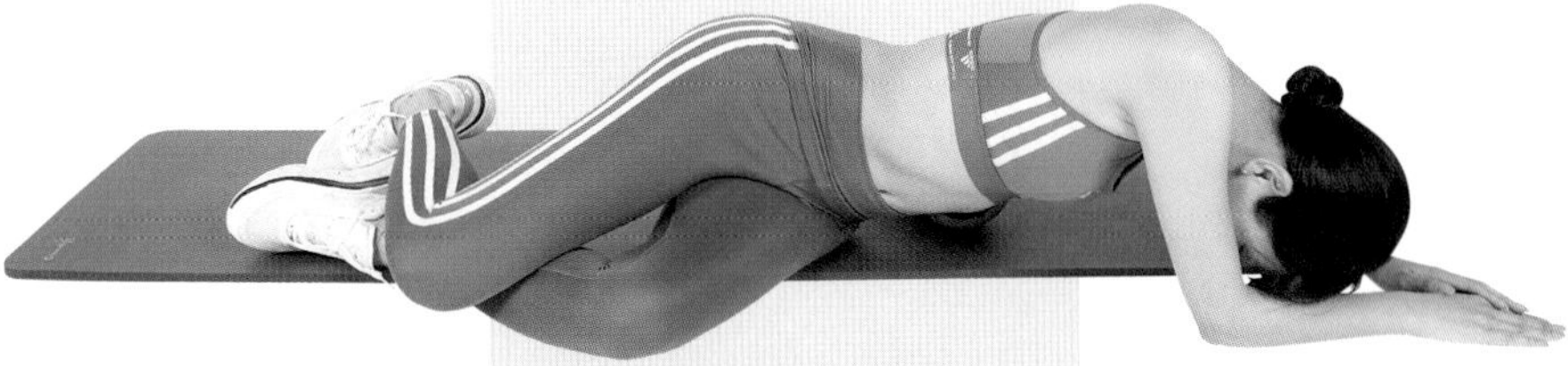

床にふせるように両手を着く

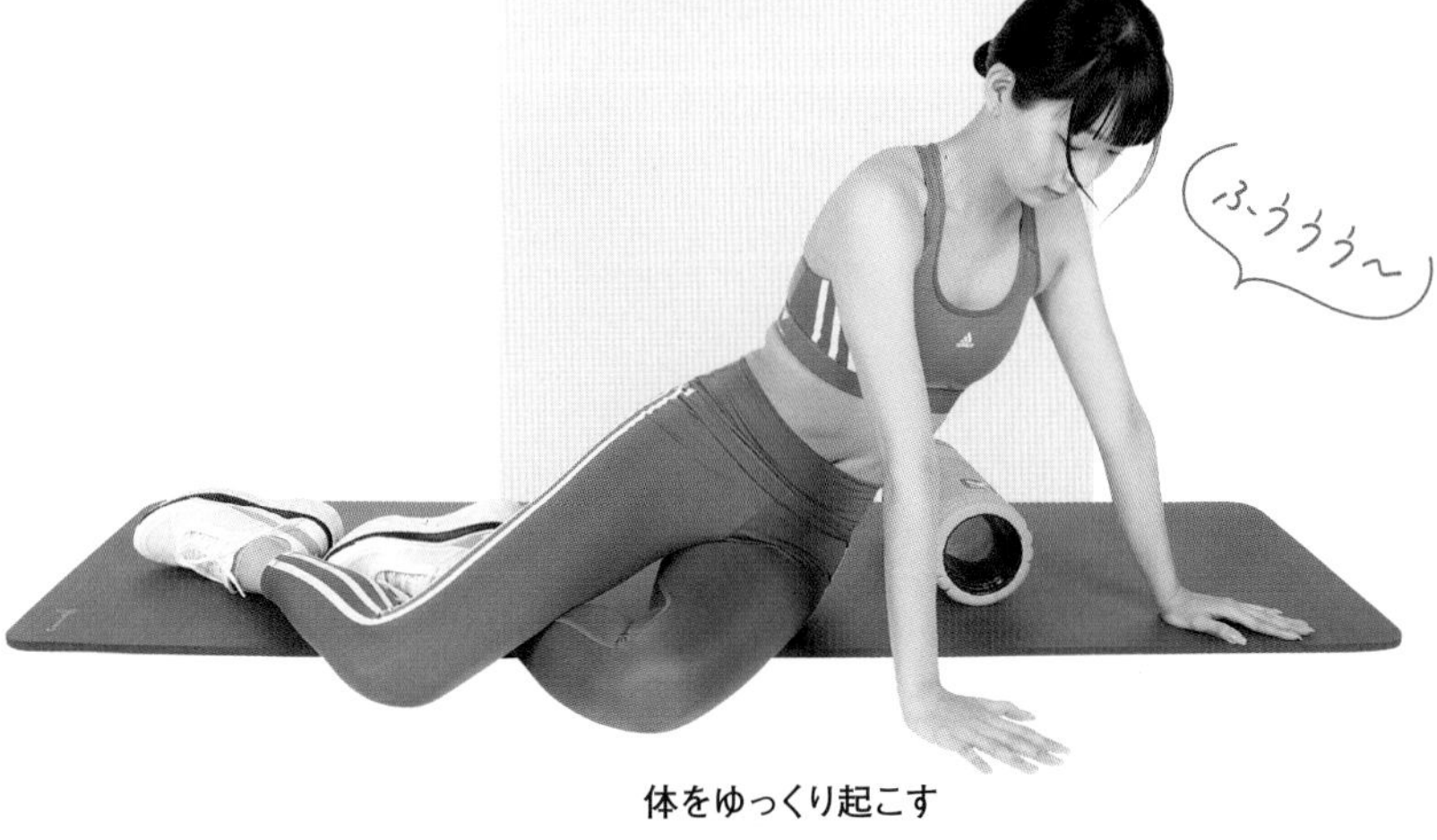

体をゆっくり起こす

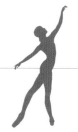

Q7 胸椎伸展は いつやるのが効果的ですか？

朝やる メリット

朝やれば、硬い体がいっきにほぐれて、1日中、美しい姿勢をキープできます。頭がスッキリし、気分爽快で勉強や仕事のやる気スイッチが入り、集中力がめちゃくちゃ高まります！

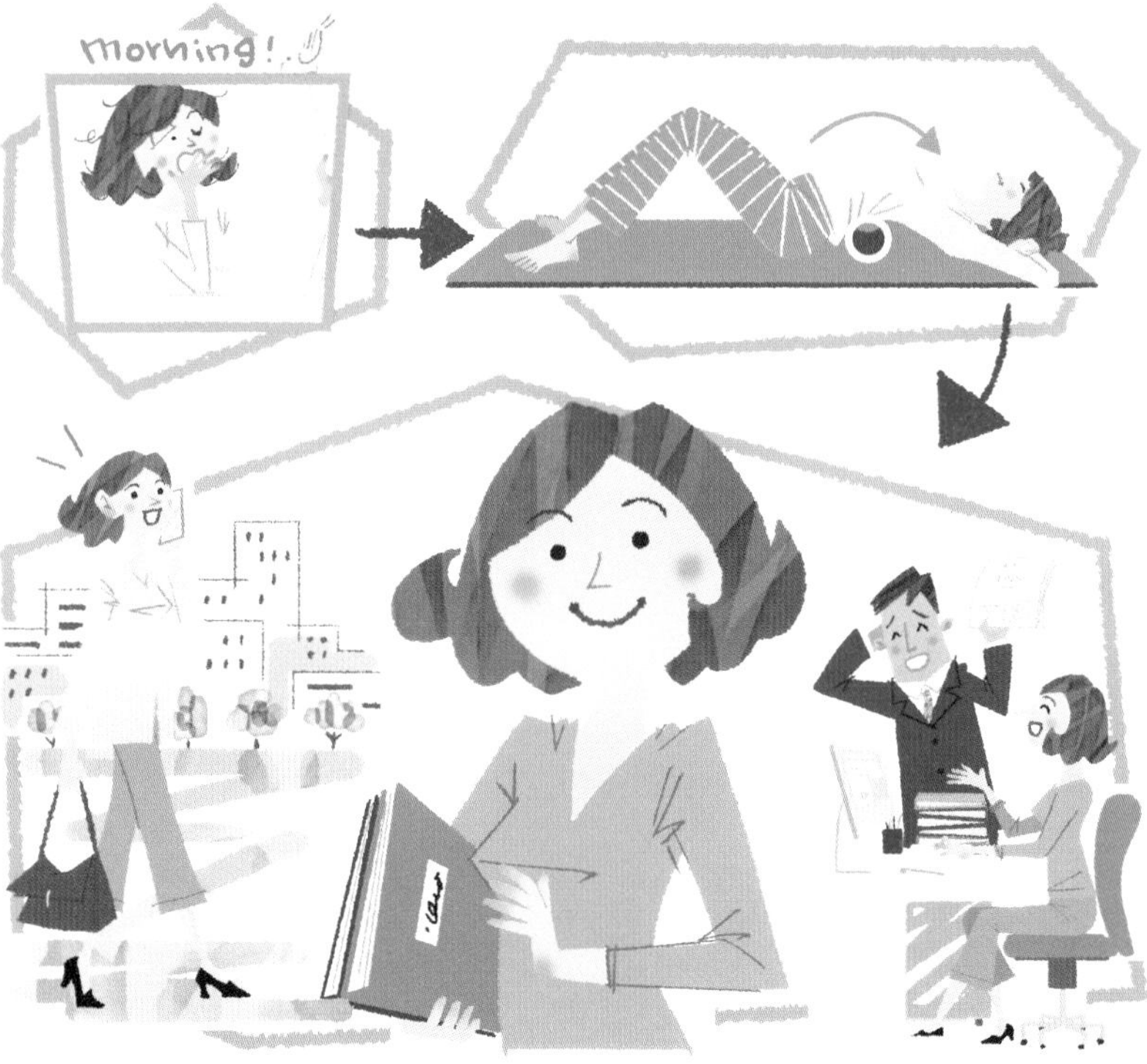

A7

理想は、朝 10 分と夜 10 分の 1 日 2 回です。
どちらか 1 回なら、時間に余裕があり、体が温まっている入浴後がお勧めです。朝は体がかたまっているので、私でも痛みが強く出ます。胸椎伸展は、自律神経のバランスを整える効果があるので、朝は活動するスイッチを、夜はリラックスのスイッチを ON にしてくれます。

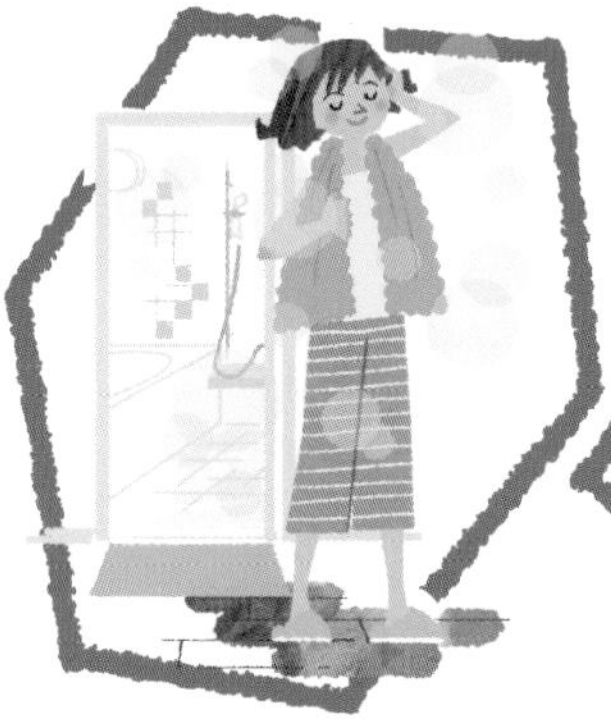

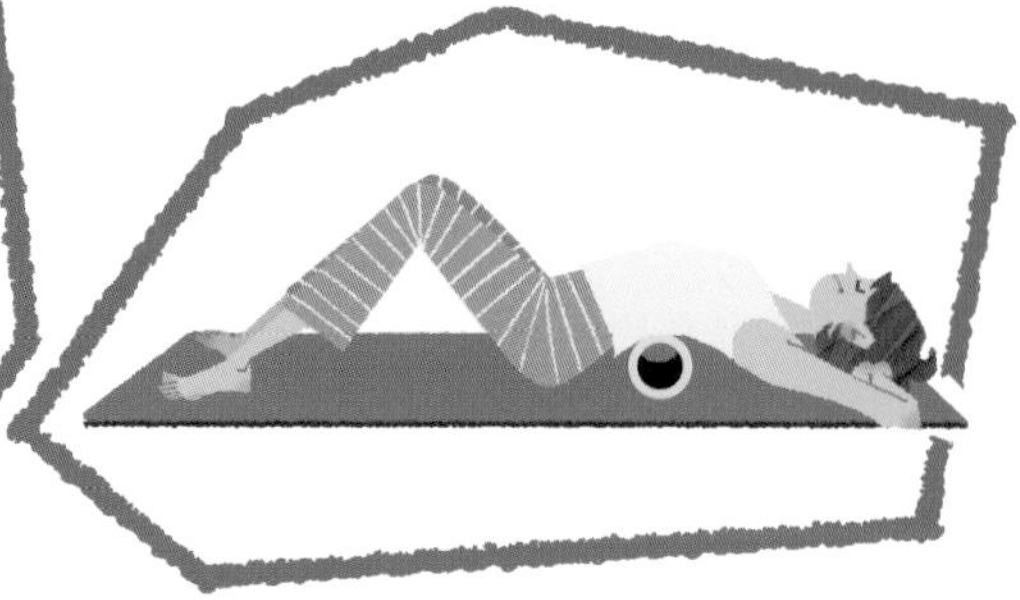

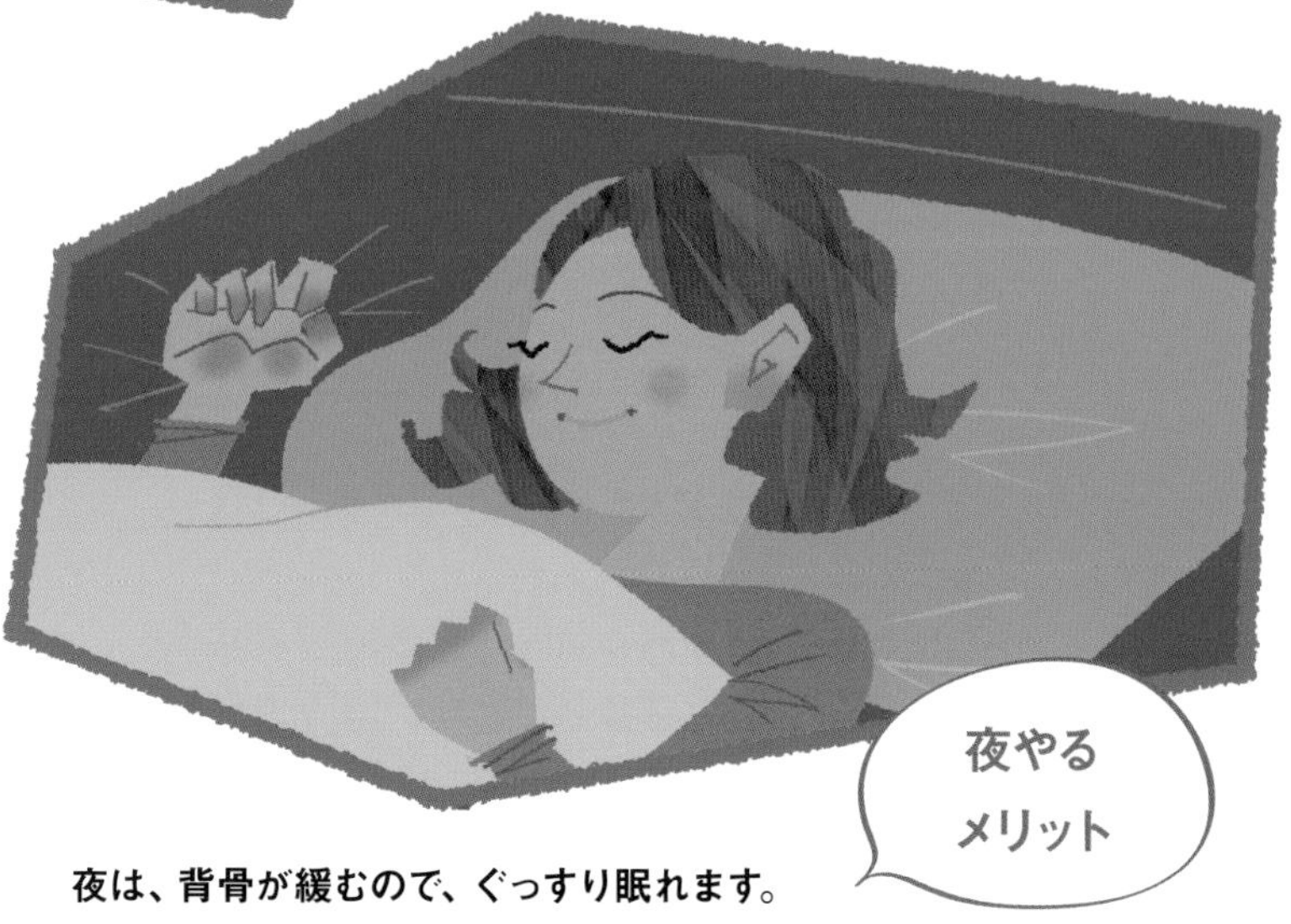

夜は、背骨が緩むので、ぐっすり眠れます。

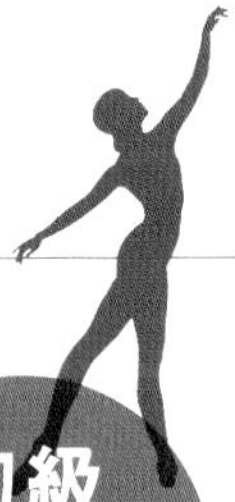

フォームローラーで
頭とお尻が着くようになったら
仕上げ編に挑戦！
胸椎のしなりをさらに感じましょう

頭とお尻を床に着けられるようになると、フォームローラーにかかってくる重さが分散されるため、少しラクに感じるはずです。

胸椎の柔軟性がいい具合についてきたここからが、いよいよ本番です。

テンションが胸椎にきちんとかかるように、お尻はヨガマットに着けた状態で、頭の後ろで手を組み、ひじとひじを近づけ、頭を浮かしていきます。このとき、首の後ろをヨガマットに着けるようにあごを引きます。

息を吸って、吐きながら肩を沈めていきましょう。頭と腕の重みで、胸椎へのテンションがさらに深くかかってきます。

そうすることで、「反る」のではなく、「しなる」感覚が入ってきます。疲れたら頭を下げて休みましょう。

ここで大事なのは、「腹筋を使わない」ということ。

胸椎が硬すぎる人がこの仕上げ編をやると、背中を反れないのに頭を上げて、腹筋運動になってしまいます。

頭と腕の重みが一気にフォームローラーのてっぺんにくる、この初級仕上げ編では、胸椎がしなってくる様子がピンポイントでわかってきます。

ミシミシくる胸椎のしなりをぜひ感じてください。

仕上げ編の
胸椎伸展のやり方
QRコードはこちら!

**最初の5分は初級編で
残りの5分を仕上げ編
のやり方で行ってみましょう。**

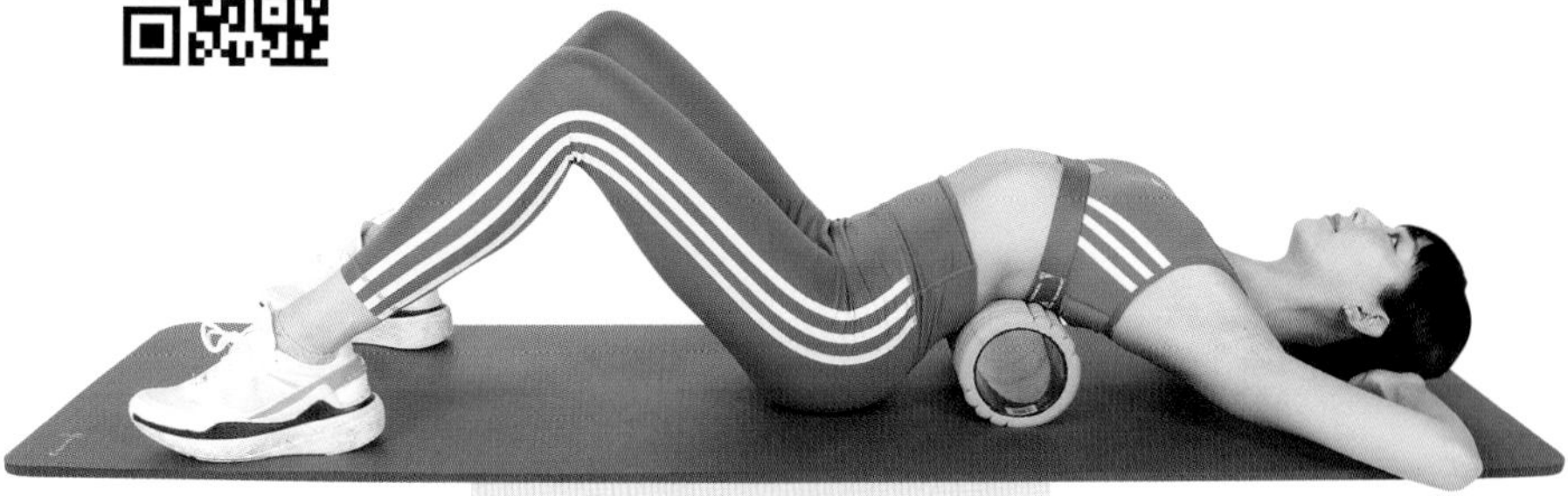

胸椎伸展をする

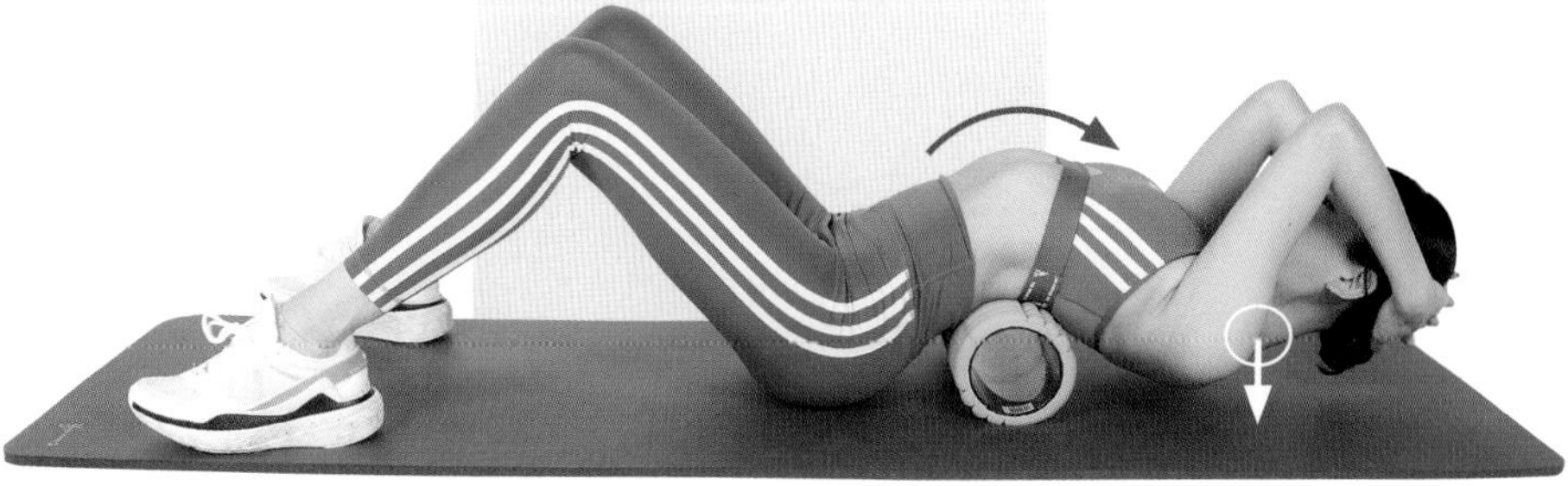

両手を頭の後ろで組み、ひじとひじを近づけ、首の後ろをヨガマット
に近づけるようあごを引く。頭を浮かせ、肩をできるだけ沈めて、胸
椎をさらに深くしならせる。息をゆっくり吐きながら脱力する。

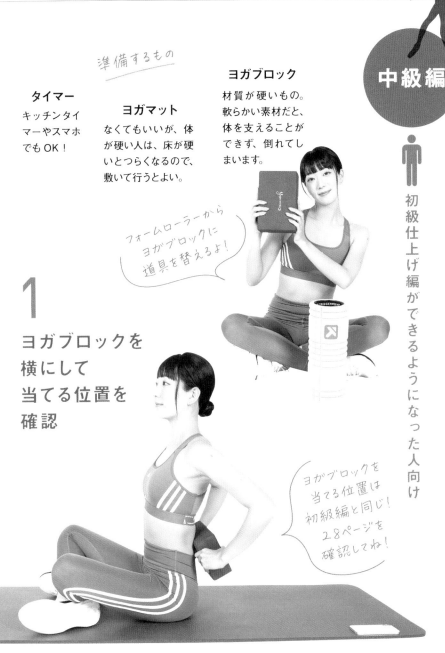

中級編

初級仕上げ編ができるようになった人向け

準備するもの

タイマー
キッチンタイマーやスマホでもOK！

ヨガマット
なくてもいいが、体が硬い人は、床が硬いとつらくなるので、敷いて行うとよい。

ヨガブロック
材質が硬いもの。軟らかい素材だと、体を支えることができず、倒れてしまいます。

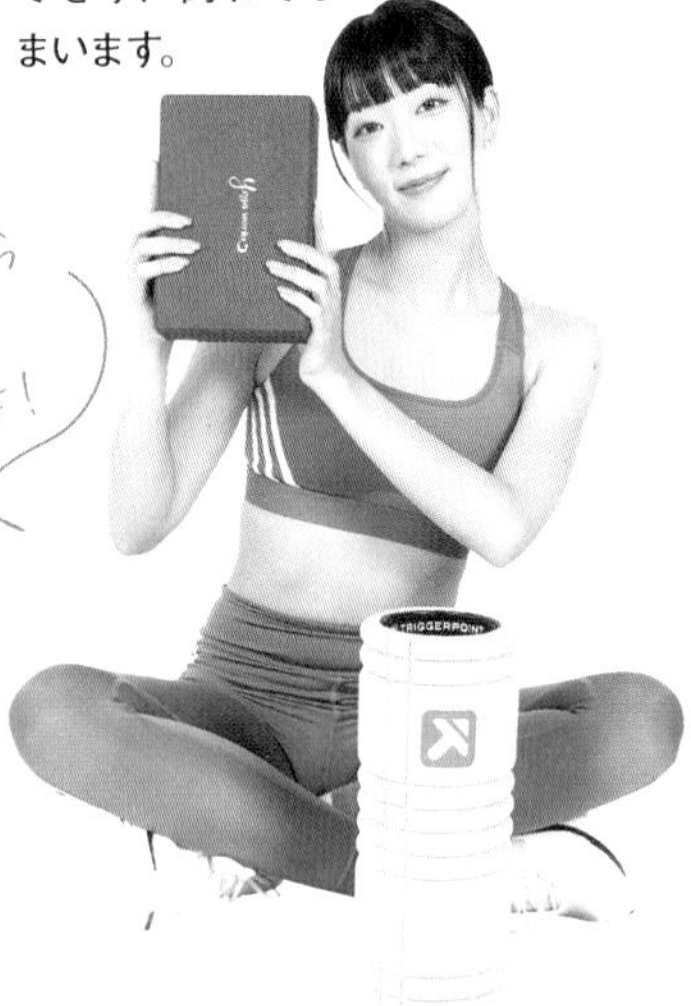

フォームローラーから
ヨガブロックに
道具を替えるよ！

1 ヨガブロックを横にして当てる位置を確認

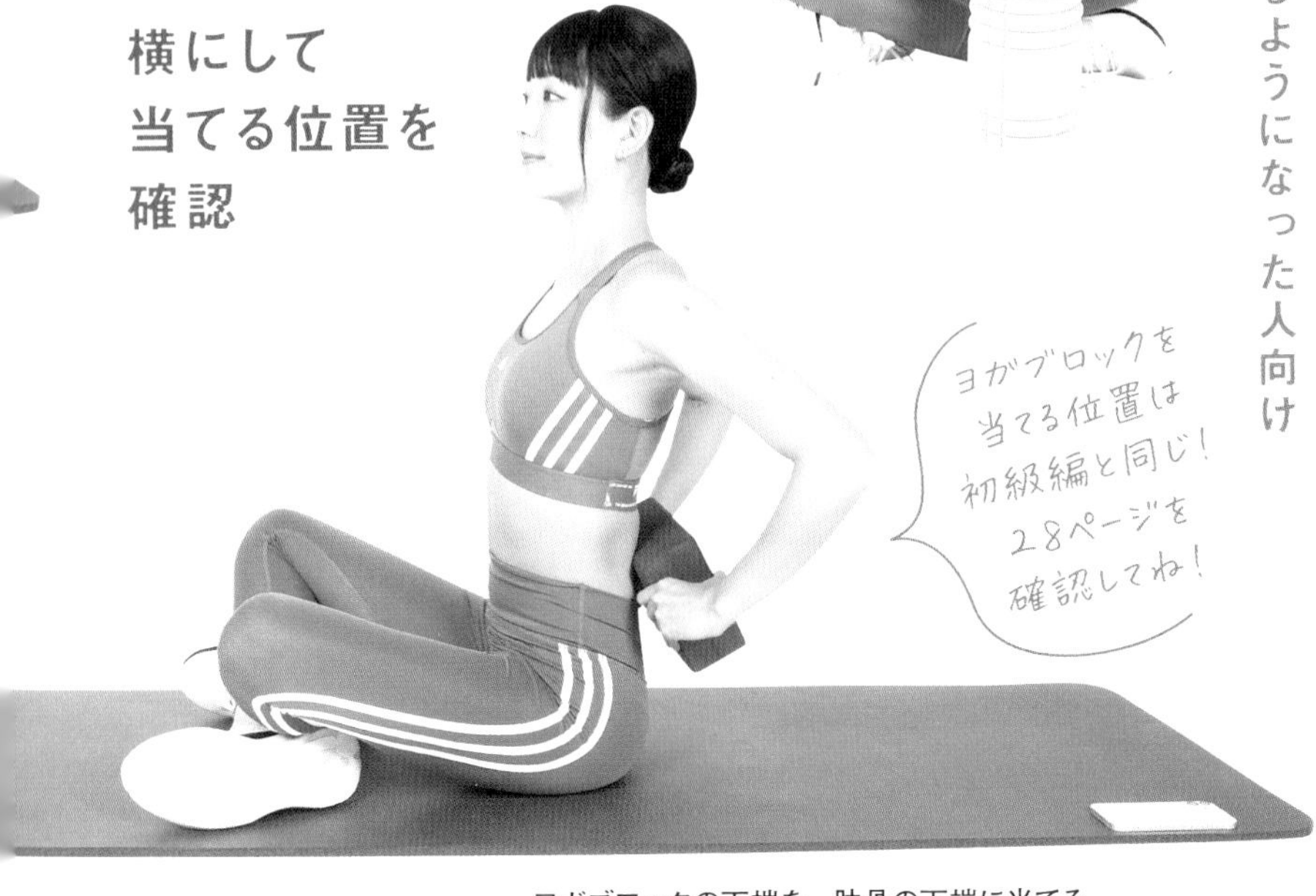

ヨガブロックを
当てる位置は
初級編と同じ！
28ページを
確認してね！

ヨガブロックの下端を、肋骨の下端に当てる。

ヨガブロックは、フォームローラーと数cmしか高さは変わりませんが、その数cmがさらなる大きな効果をもたらします。胸椎が当たる部分が平べったく、安定するため、その分、さらに胸椎を伸展させることが可能です。

ヨガブロックを背中に当てて、まずは3分を目指しましょう。

これを3セット行います。セット間の休憩は 30 秒ほどにします。

2 ヨガブロックをマットにセットして両手でヨガブロックを支えながら体を倒していく

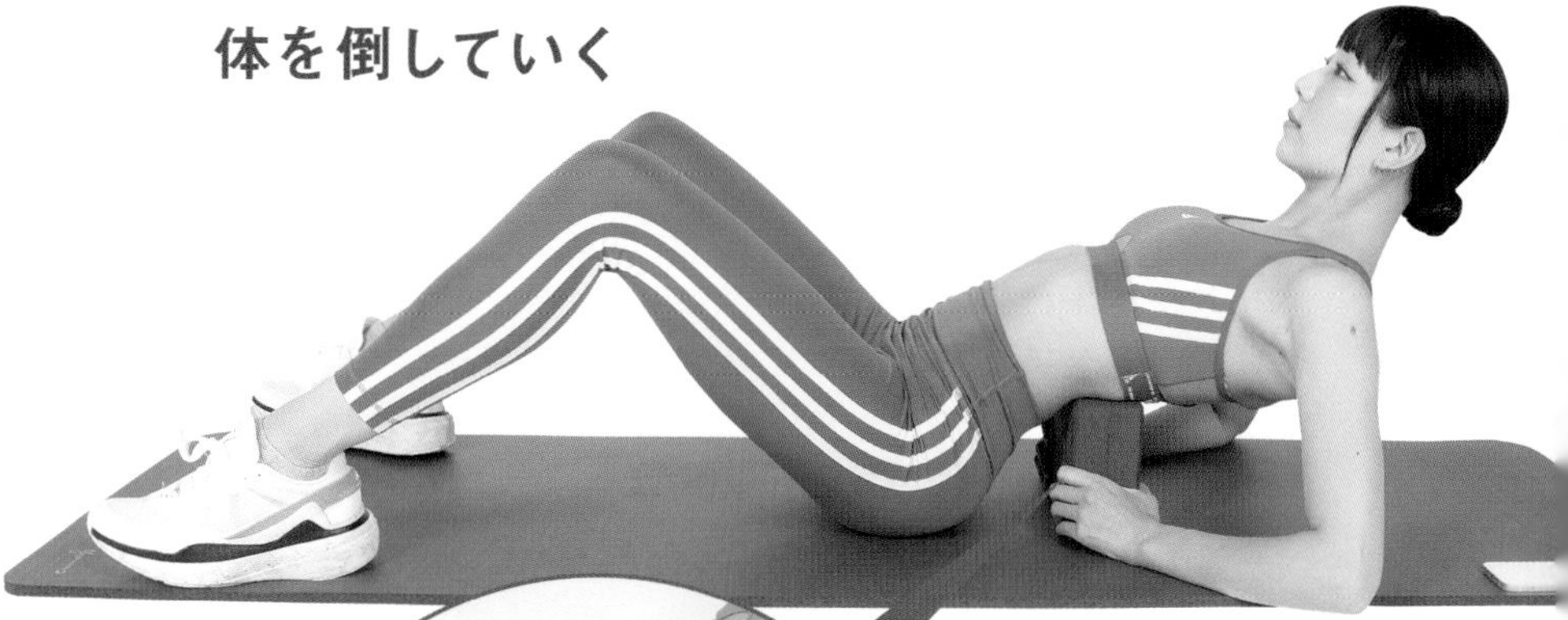

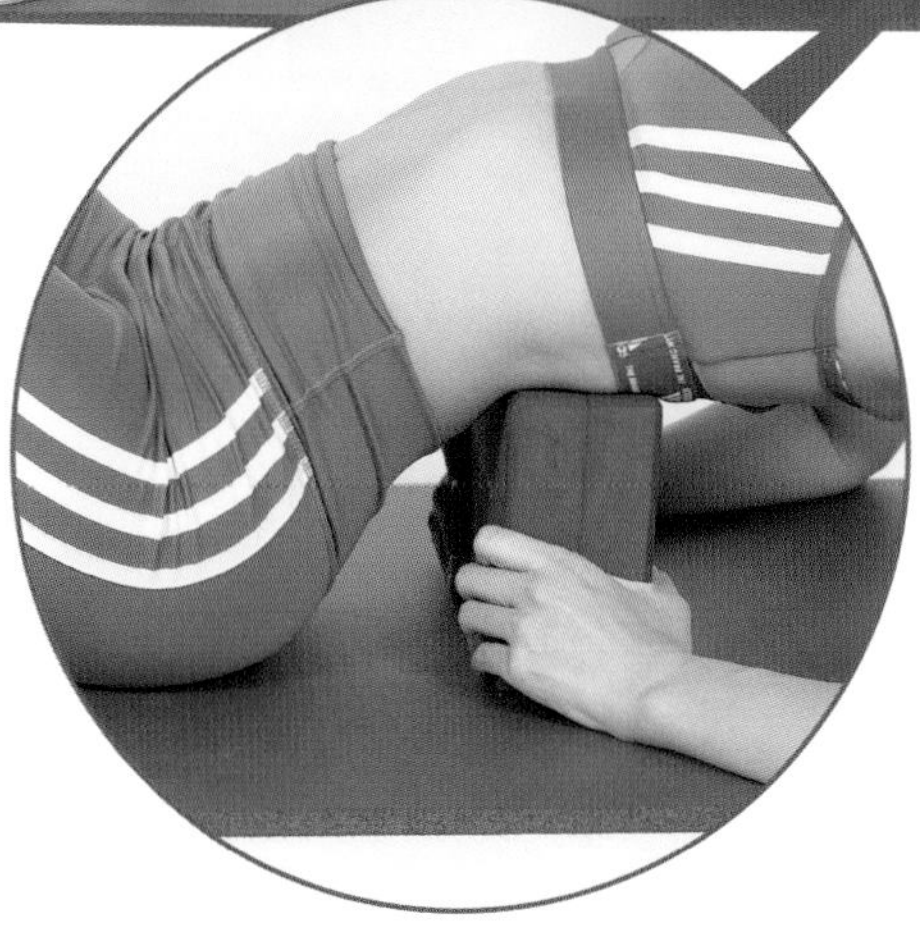

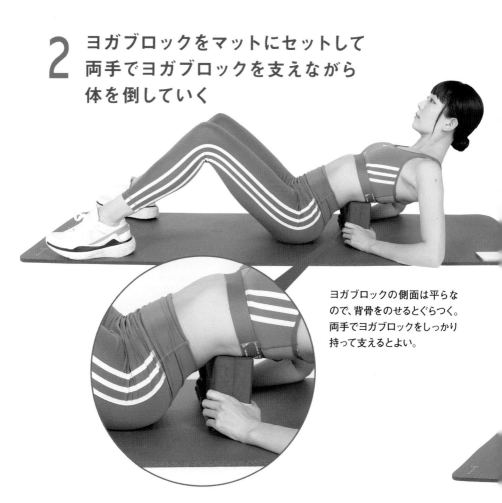

ヨガブロックの側面は平らなので、背骨をのせるとぐらつく。両手でヨガブロックをしっかり持って支えるとよい。

3 息を吐くことに集中し 全身、脱力する。 タイマー ON！

狭い範囲で胸椎を突き上げられているような感覚があるため、肺が苦しく感じるかもしれません。落ち着いて、ゆっくり息を吐いてみましょう。

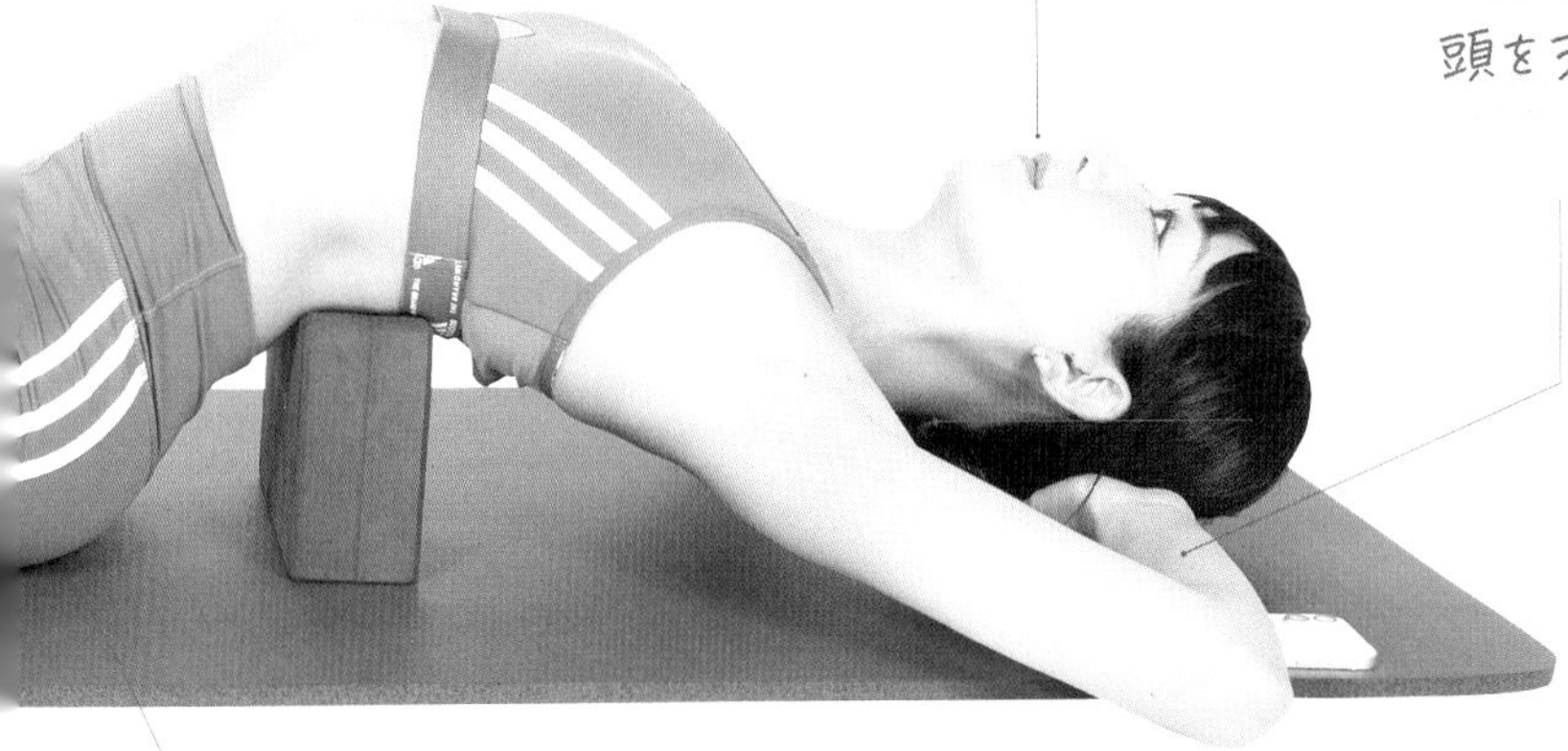

肺が苦しい？
落ち着いて、
ゆっくり呼吸
しましょう
両手で
頭を支える
頭かお尻、
どちらかを
床に着ける

最初の数分は、頭かお尻、どちらかが床に着かないかもしれません。その場合は、自分が安定するほうを床にしっかり着けて、バランスを保ちます。頭を着けてお尻を浮かせてもよいし、その逆でもかまいません。

息を吐いて全身を脱力しながら、浮いているお尻（もしくは頭）を床に近づけていきましょう。

最初の5分はフォームローラー、残りの5分をヨガブロックで行ってもOK。慣れてきたら10分通しでヨガブロックで行います。

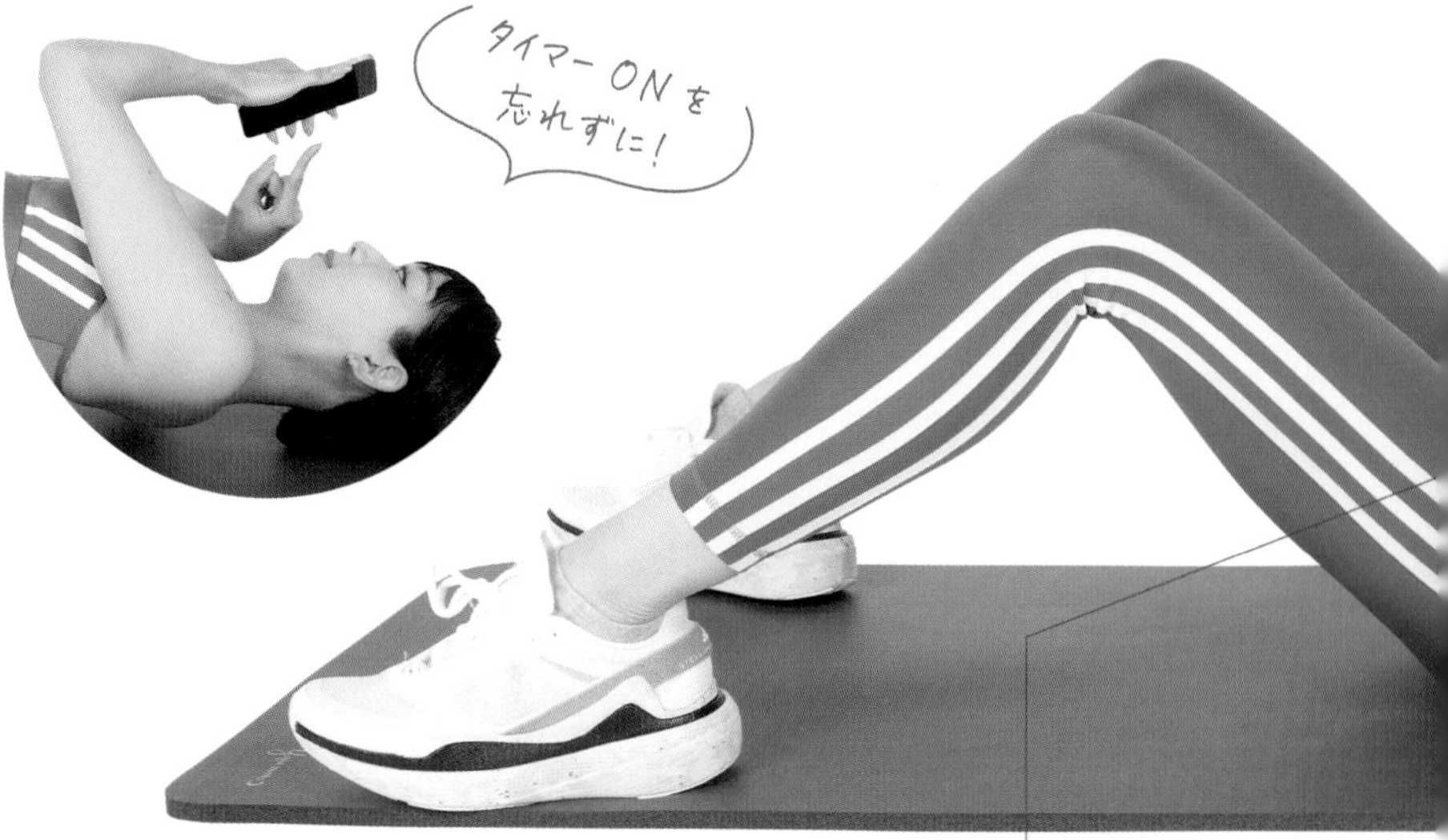

ゆっくりな呼吸を繰り返します。吐くときに、全身の力を抜いて、頭も、お尻も脱力します。足や股関節も緩めていきます。

吐く息で
股関節の
力を緩め
沈めていく

胸椎伸展　中級編

＼こんなポーズもOK／

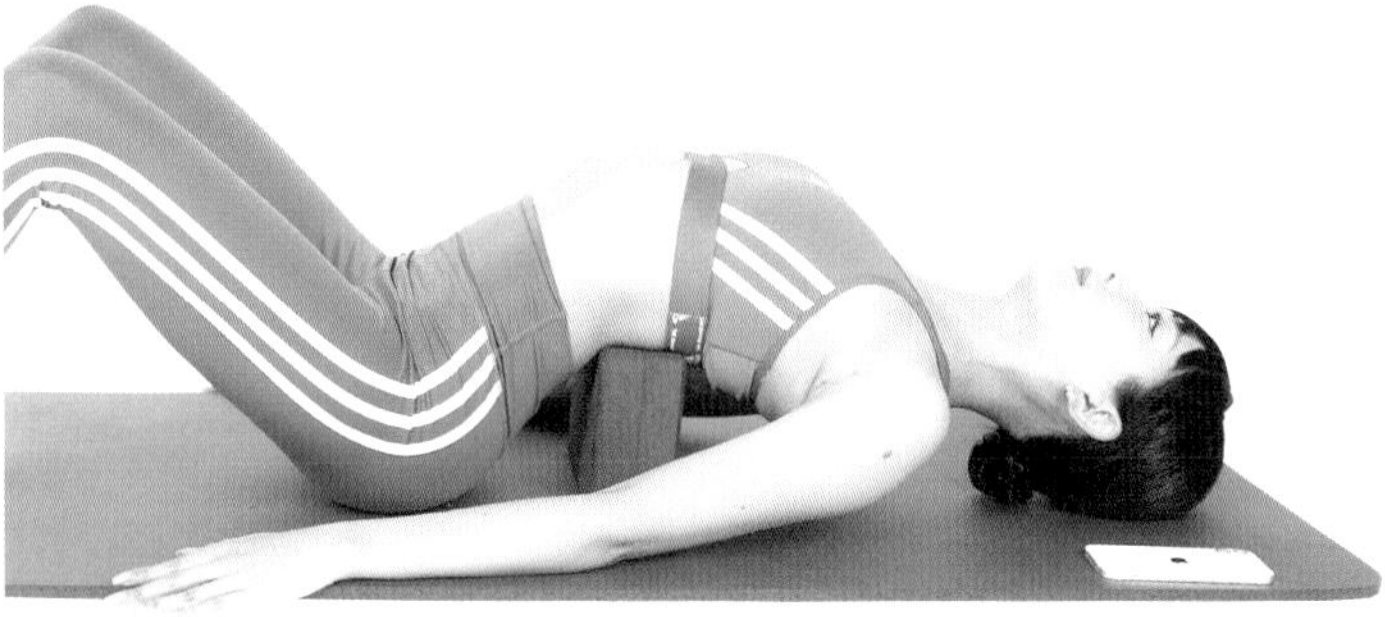

両手を
体に沿えておく

両手を体の側面に沿っておきます。ずっと両手を上げているのはつらいときは、このポーズでOK！

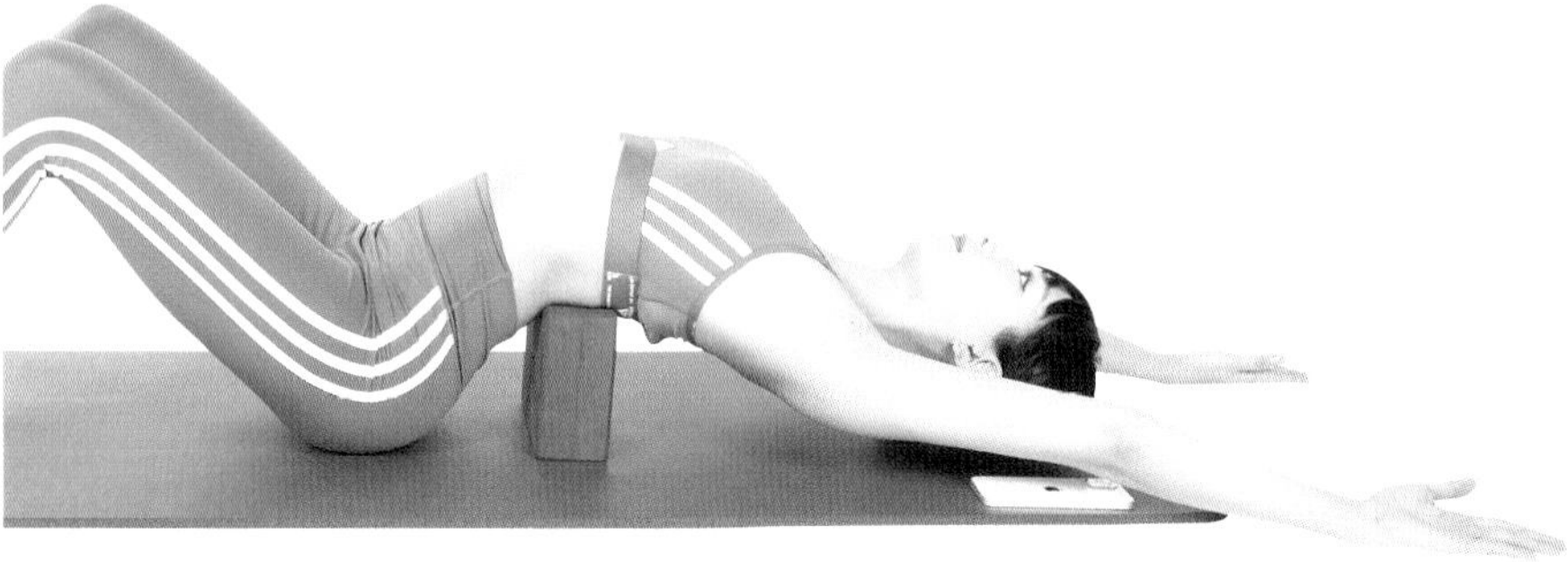

両手を頭上に伸ばして、さらに胸椎をしならせていきます。鎖骨を床に沈めて首の後ろを床に近づけ、さらに頭を沈めるイメージで行います。

両手を
バンザイ

中級
仕上げ
編

ヨガブロックで頭とお尻が着いた人向け

最初の５分は中級編で
残りの５分を中級仕上げ編
のやり方で行ってみましょう。

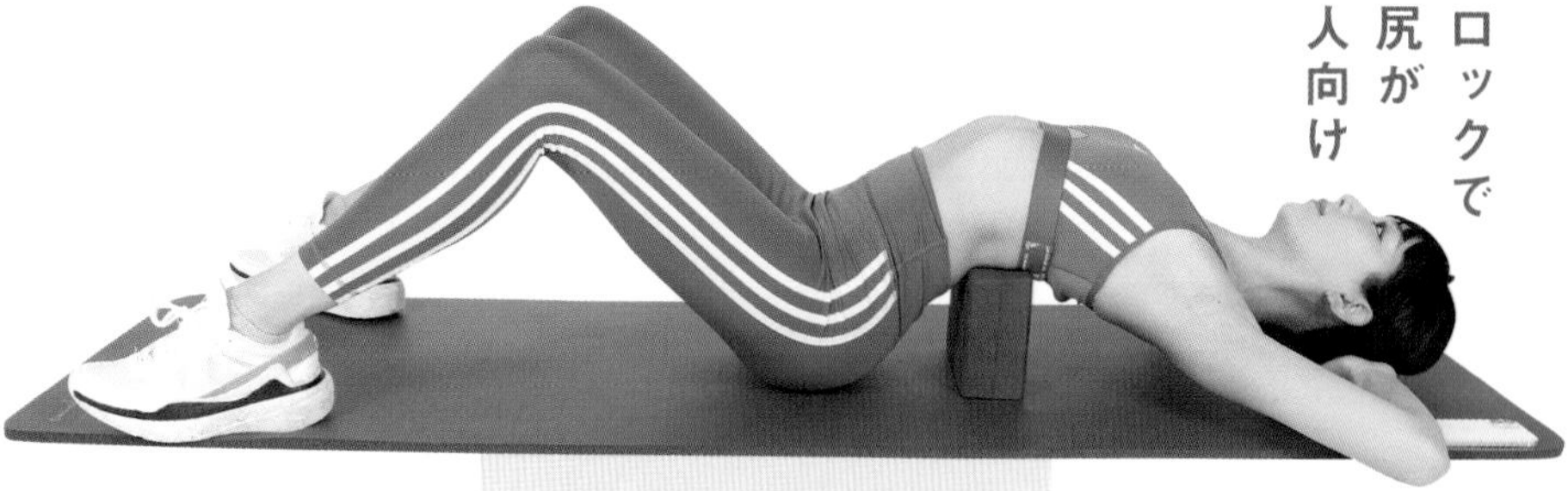

ヨガブロックで胸椎伸展を行う

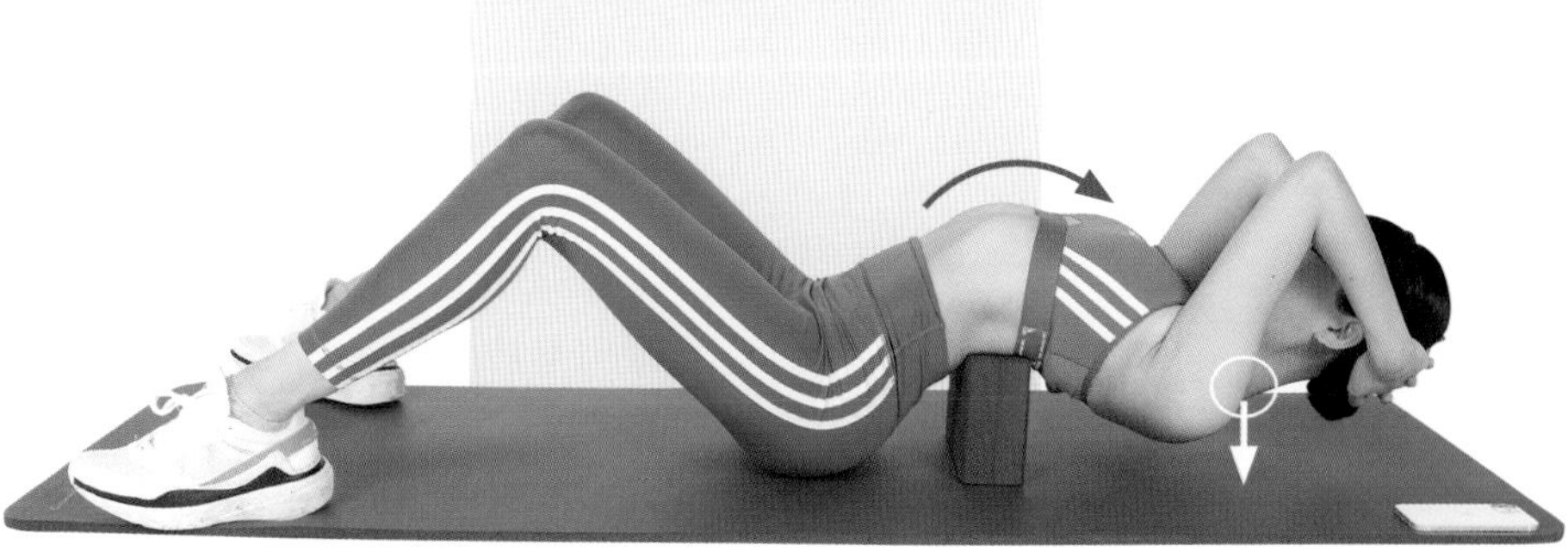

両手を頭の後ろで組み、ひじとひじを近づけ、首の後ろをヨガマットに近づけるようあごを引く。頭を浮かせ、肩をできるだけ沈めて、胸椎をさらに深くしならせる。息をゆっくり吐きながら脱力する。

#胸椎伸展 中級

あるある質問にお答えします!

Q8 ヨガブロックが倒れてしまいます

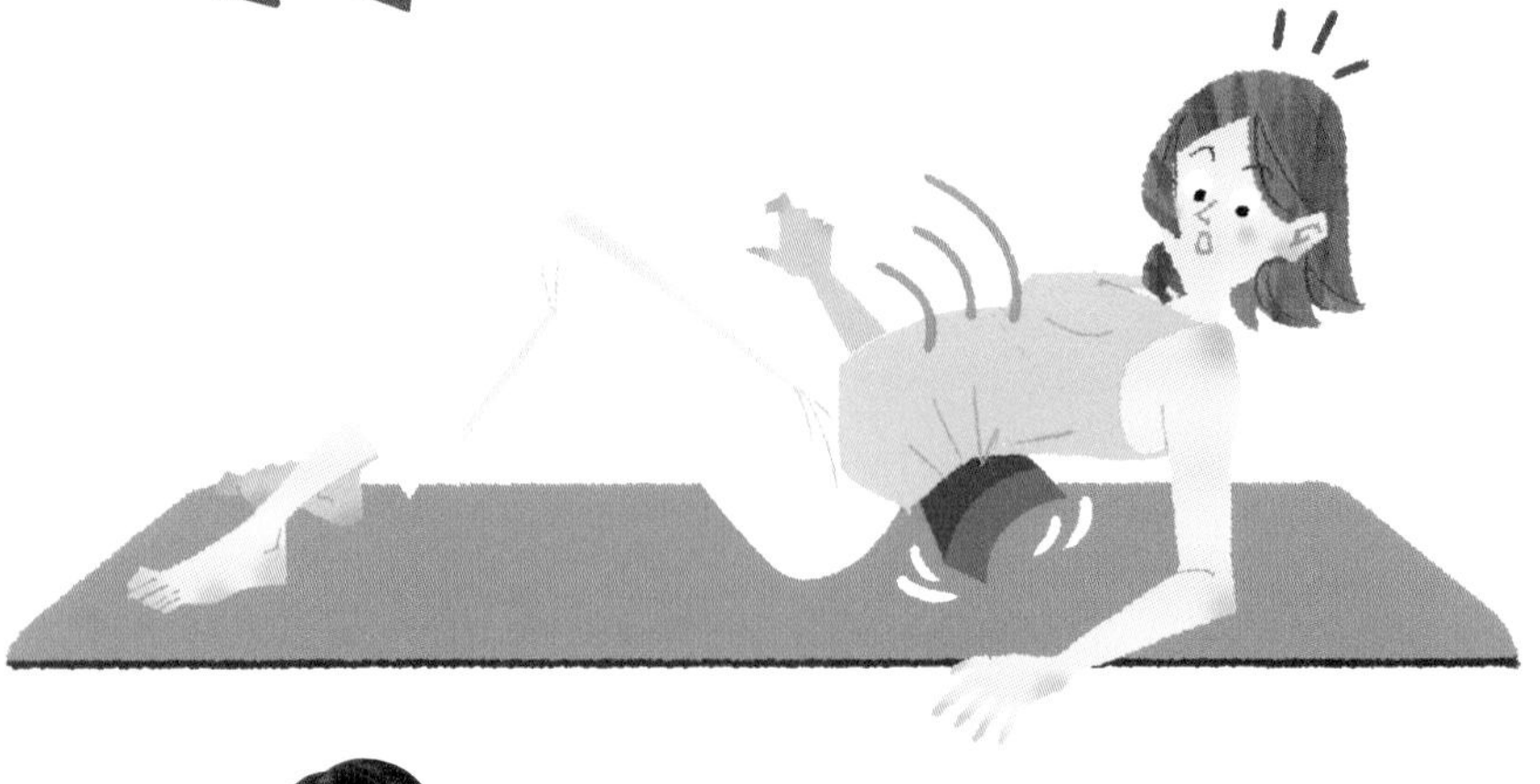

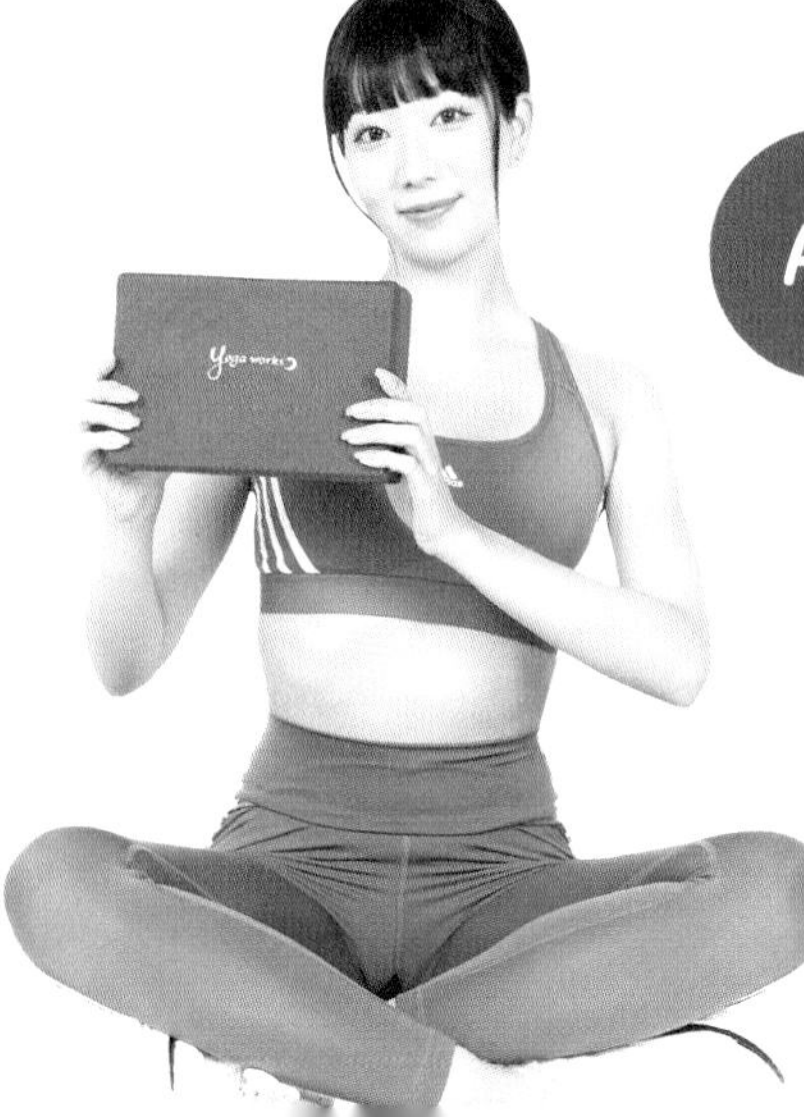

A8

ヨガブロックの材質が軟らかすぎるのかもしれません。

硬い素材のものがお勧めです。私が使っているのは、ヨガワークスというブランドのヨガブロックです。厚さ7.6㎝のものを使いましょう。

Q9 初級のままではダメですか？

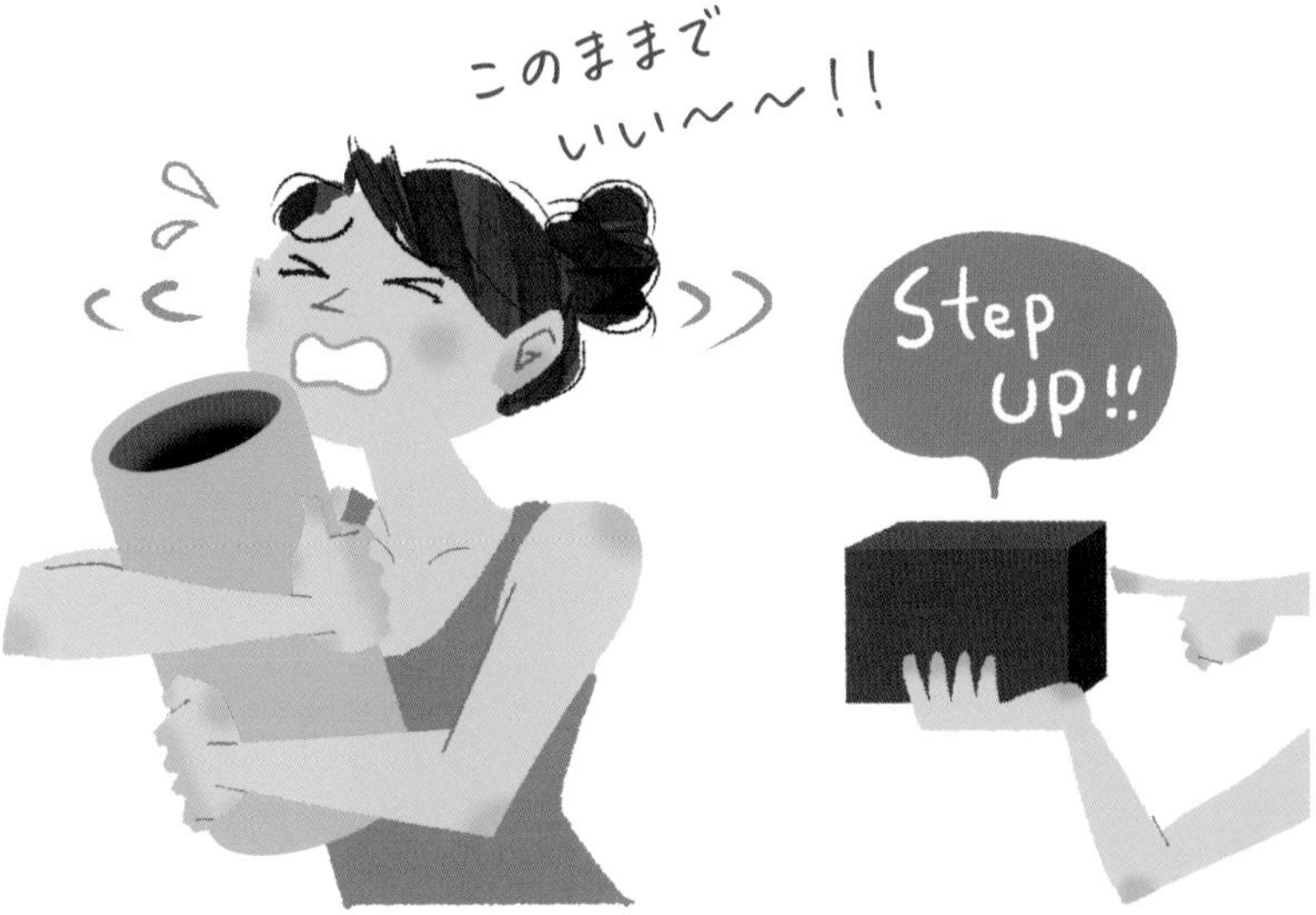

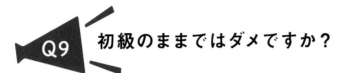

A9

ダメってことはありません（笑）。

しかし！　私が最初に腰痛に悩めるバレエダンサーに向けて発信したのは、上級編の胸椎伸展でした。それが、一般の方には難しいと知って、フォームローラーやヨガブロックを横にして行うことを考案したという経緯があります。

ヨガブロックで胸椎伸展を行い、頭もお尻も着くようになると、体がさらに劇的に変わります。体が重力に逆らって上へ上へといとも簡単に伸びていくのを感じ、さらに、その姿勢のキープがもっとラクになるのです。胸椎を使えるって、こんなに快適で、快適さとはパワフルなことなんだって、ぜひ身をもって知ってほしいです。

上級編

中級が5分以上ラクにできる人向け

いよいよ上級編です。これにチャレンジするあなたはもはや英雄(笑)！　胸椎伸展は、バレエダンサーだけでなく、すべての、あらゆる年代の人にやってもらいたいと思って考案しました。1日3分だけでもいい。中級が10分できるようになった人は、ぜひトライしてください。上級編はたったの3分です！

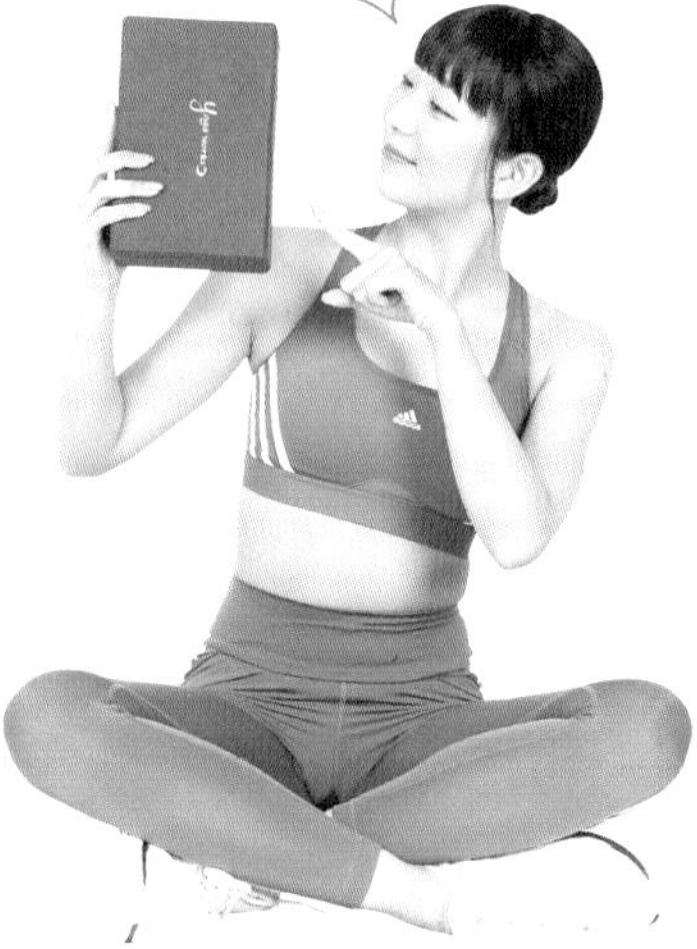
用意するものは
ヨガマット
ヨガブロック
タイマー

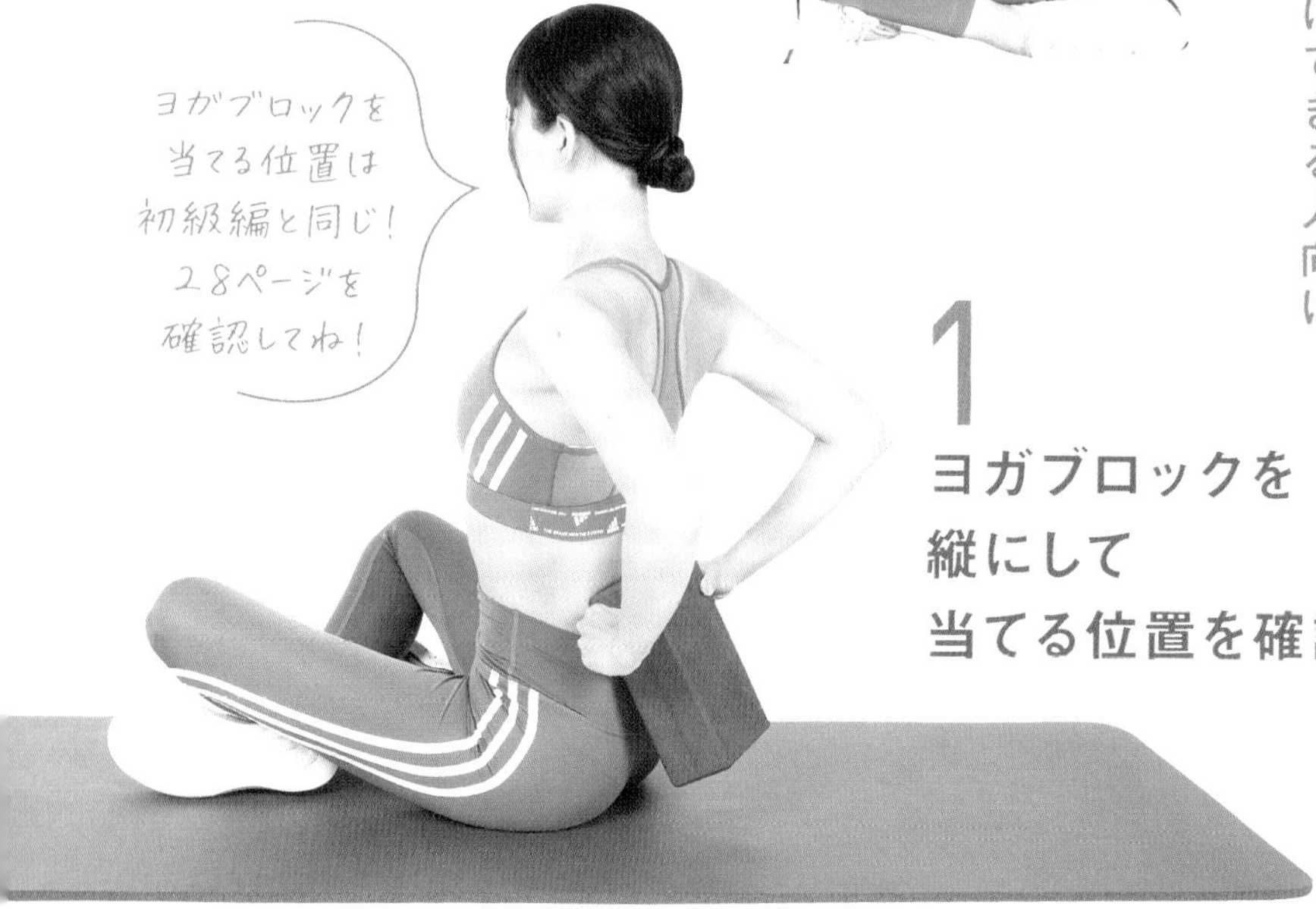
ヨガブロックを
当てる位置は
初級編と同じ！
28ページを
確認してね！

1
ヨガブロックを縦にして当てる位置を確認

2 ヨガブロックをマットにセットして両手でヨガブロックを支えながら体を倒していく

ヨガブロックの側面は平らなので、背骨をのせるとぐらつく。両手でヨガブロックをしっかり持って支える。

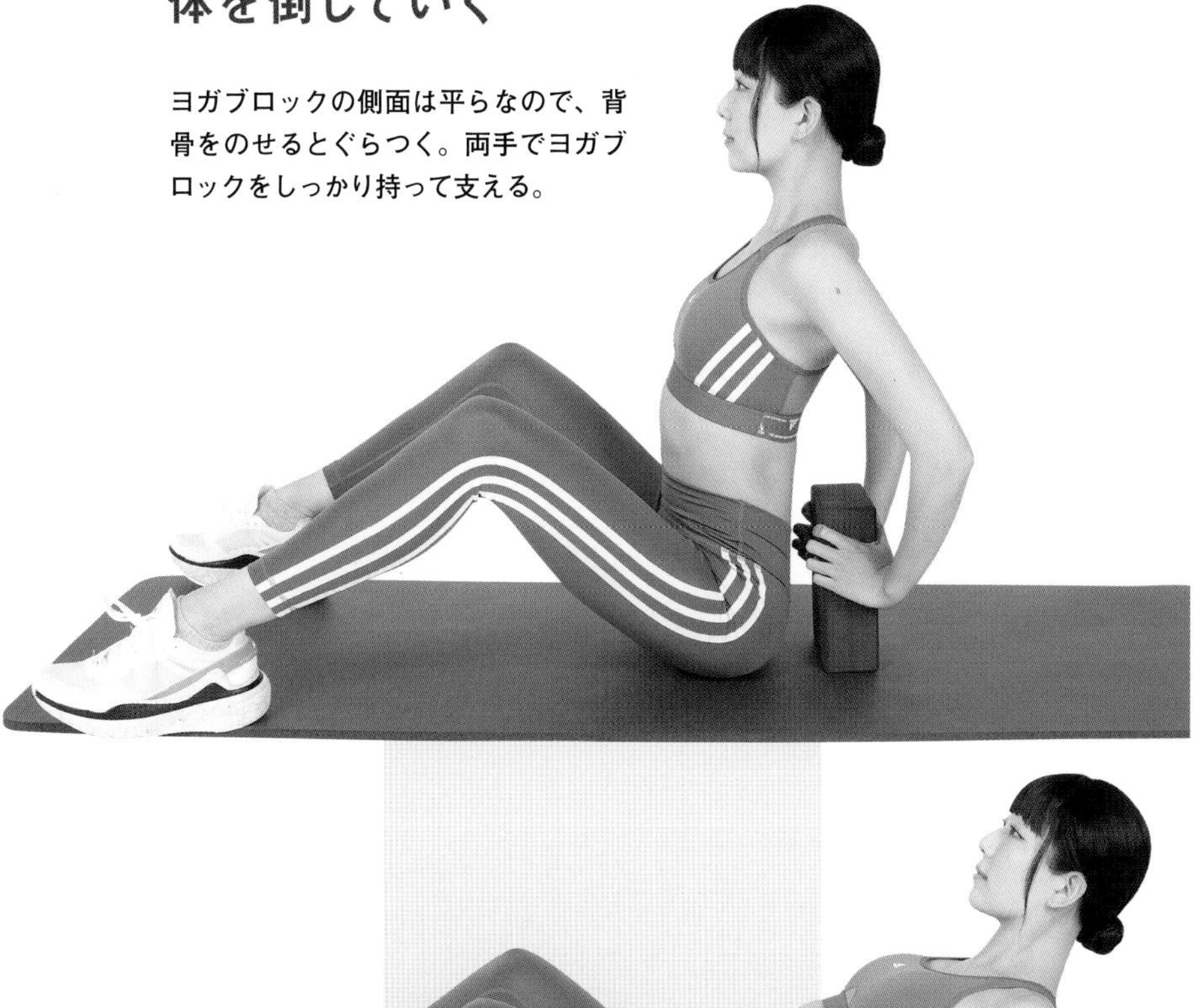

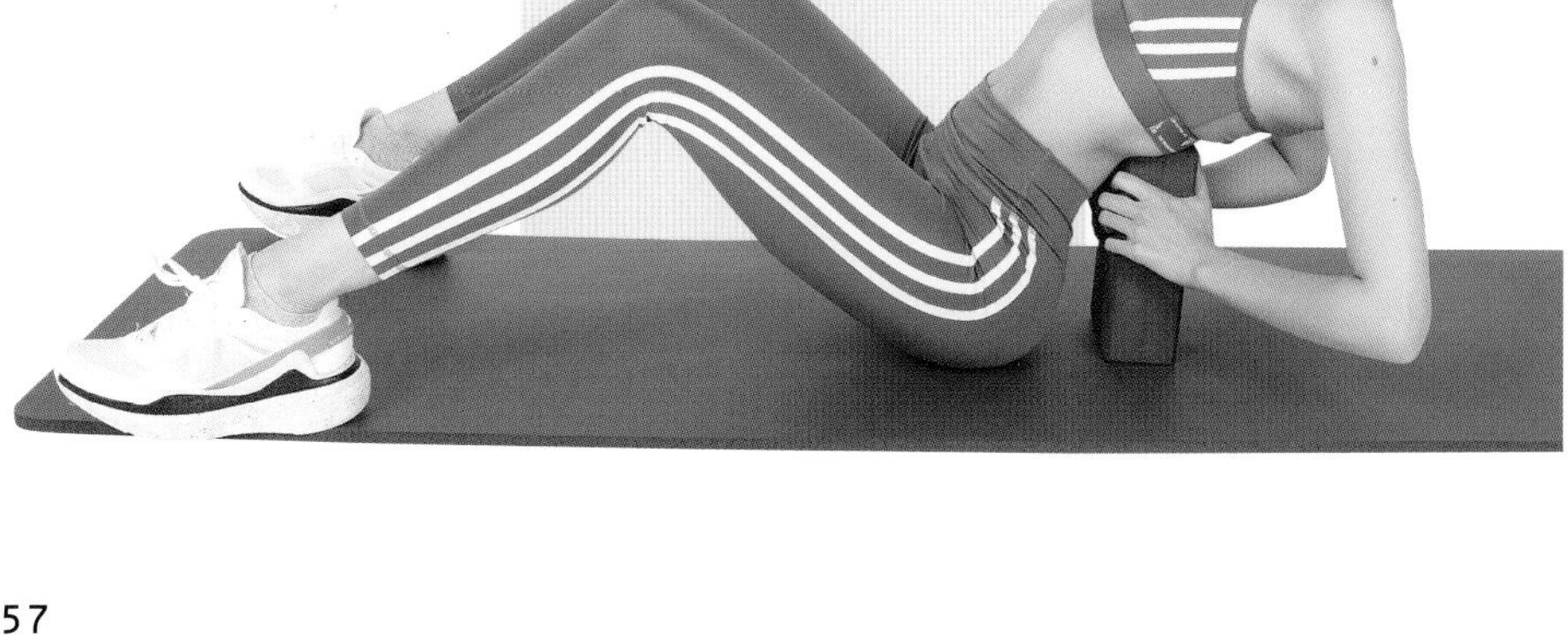

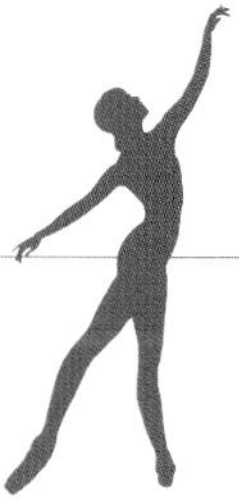

3 腰を反らない意識で！両手は頭を支えるか、伸ばす

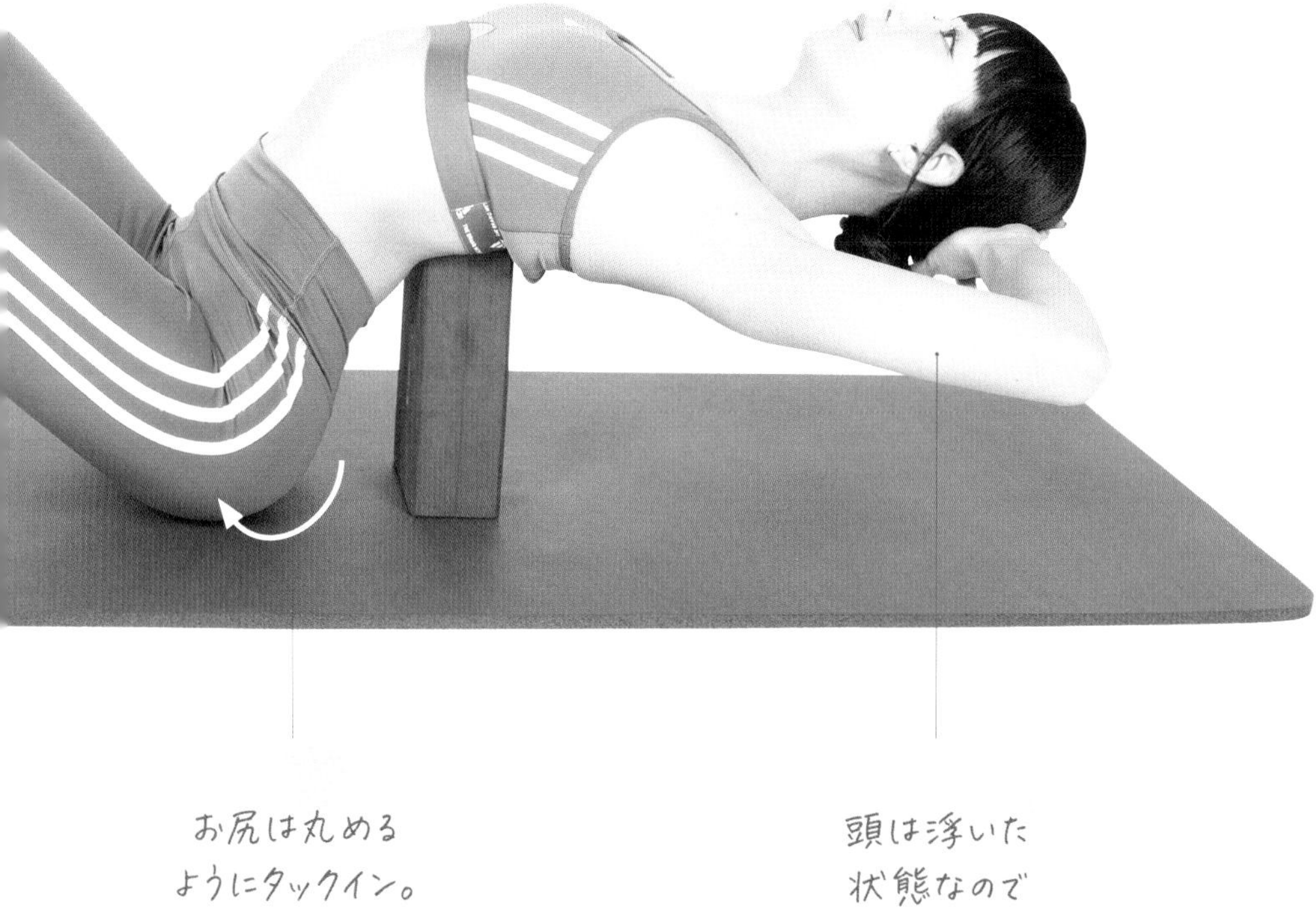

お尻は丸める
ようにタックイン。
反らない
意識で！

腰は実際は反ってしまいますが、意識は丸める方向で！

頭は浮いた
状態なので
両手で支える

タイマーを ON にしてスタート。頭の後ろで両手を組んで、首を保護しましょう。

タイマーONを忘れずに!

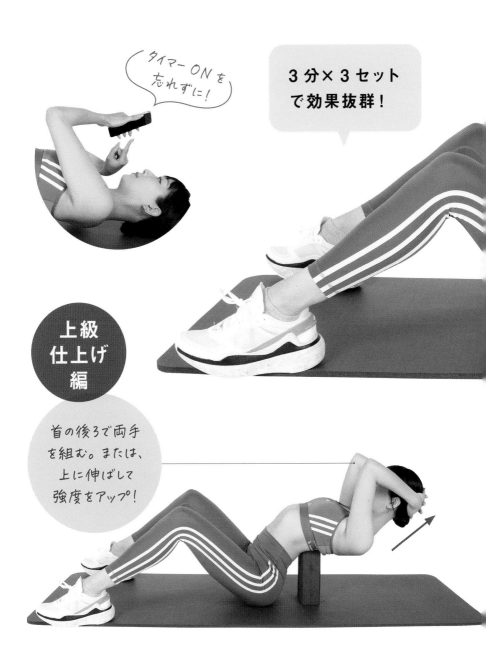

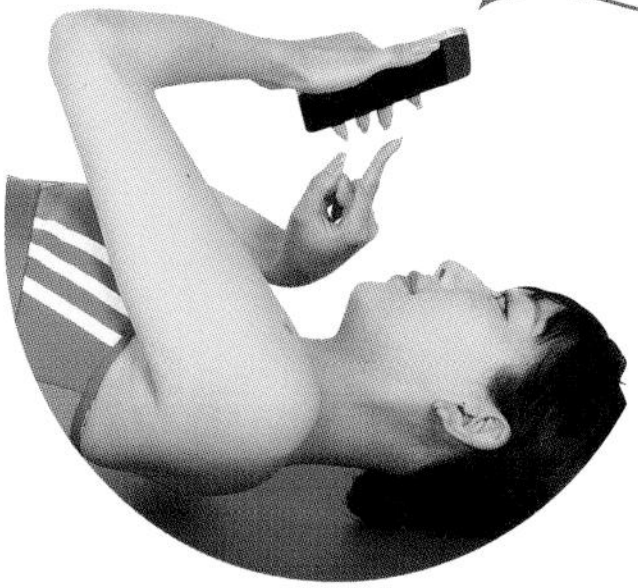

3分×3セット
で効果抜群!

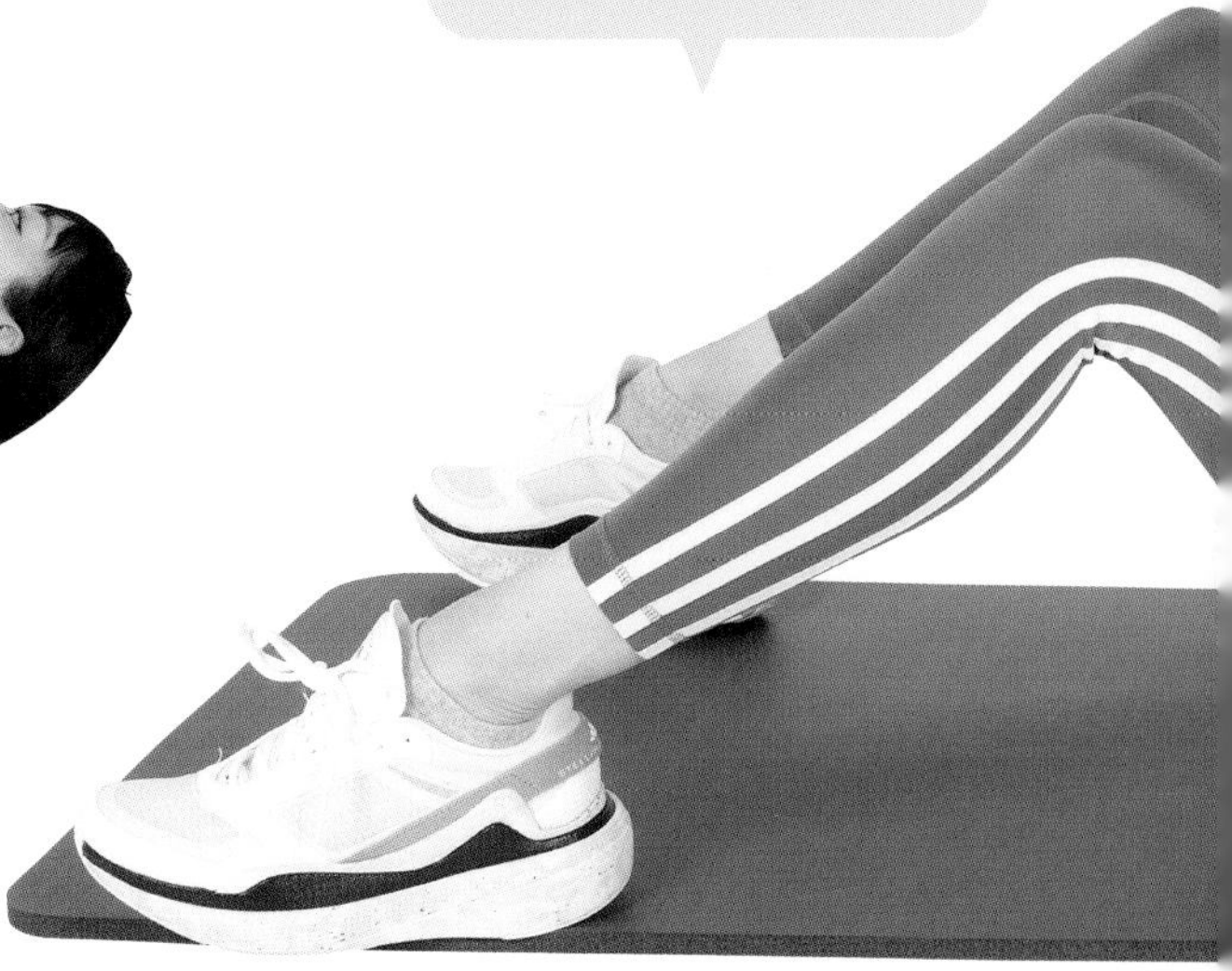

上級仕上げ編

首の後ろで両手を組む。または、上に伸ばして強度をアップ!

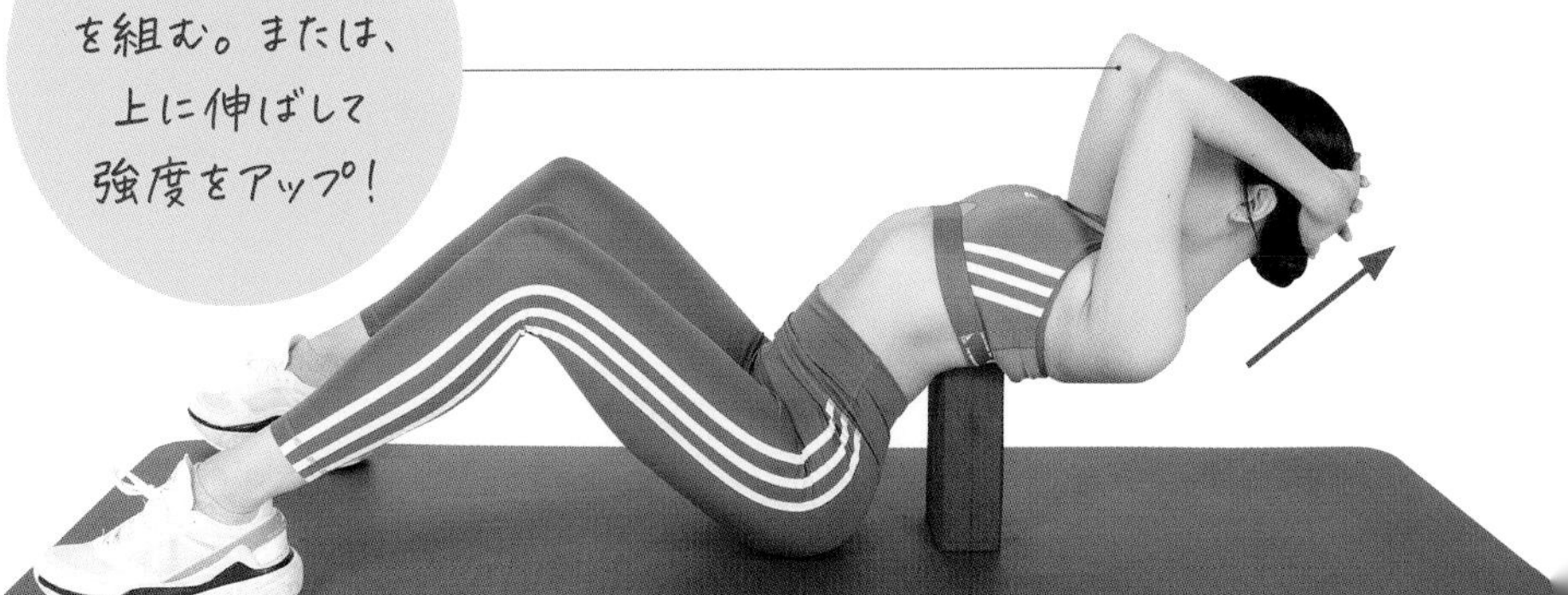

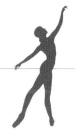

#胸椎伸展 上級
あるある質問にお答えします！

Q10 ヨガブロックにのれません

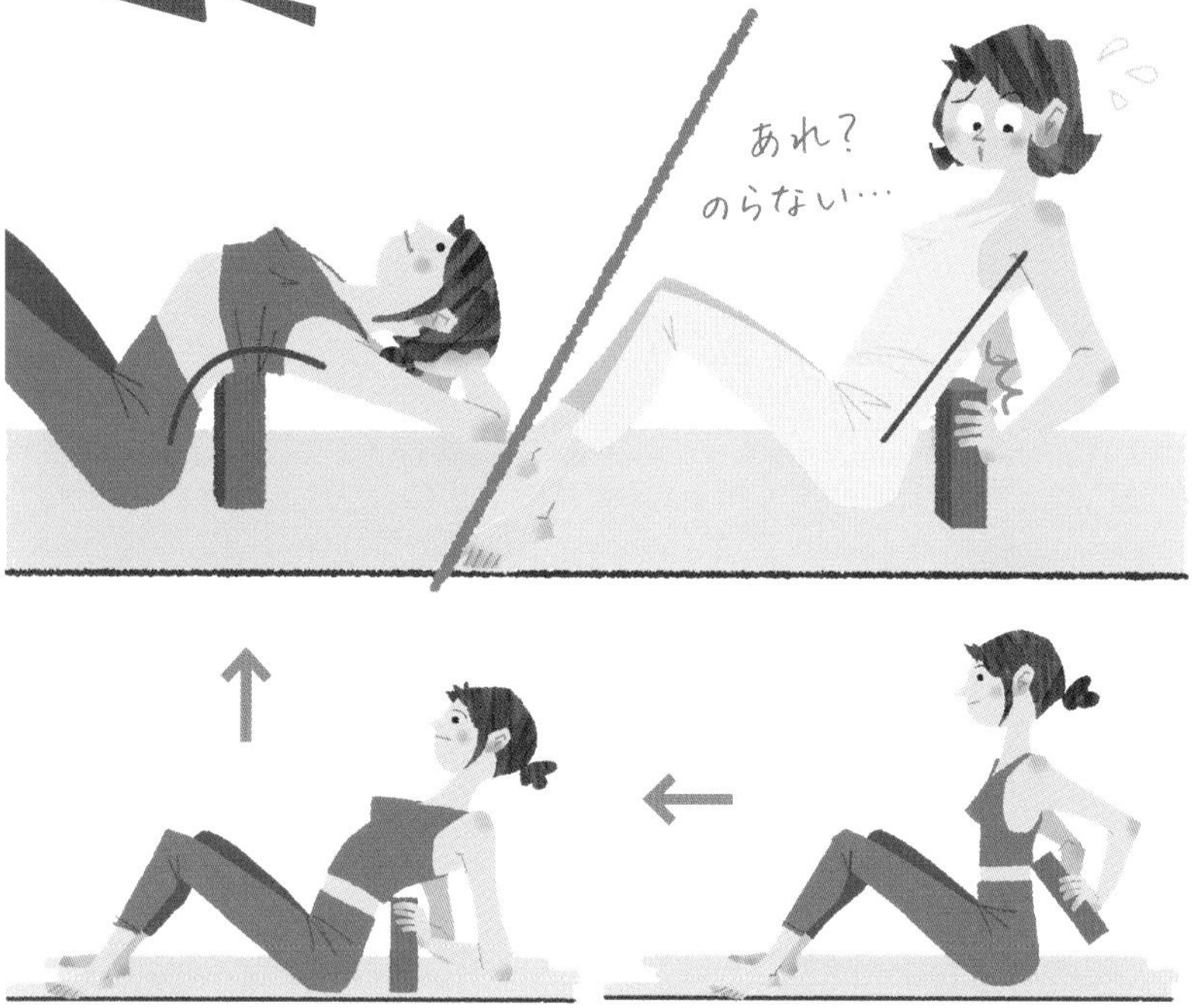

A10 ヨガブロックにのるときに、水平にのると倒れてしまいます。角度をつけてのるとよいでしょう。
そのほか、54 ページにも書きましたが、ヨガブロックの材質が軟らかすぎるのかもしれません。

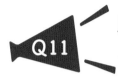

Q11 肺が苦しくなります。このまま続けて大丈夫？

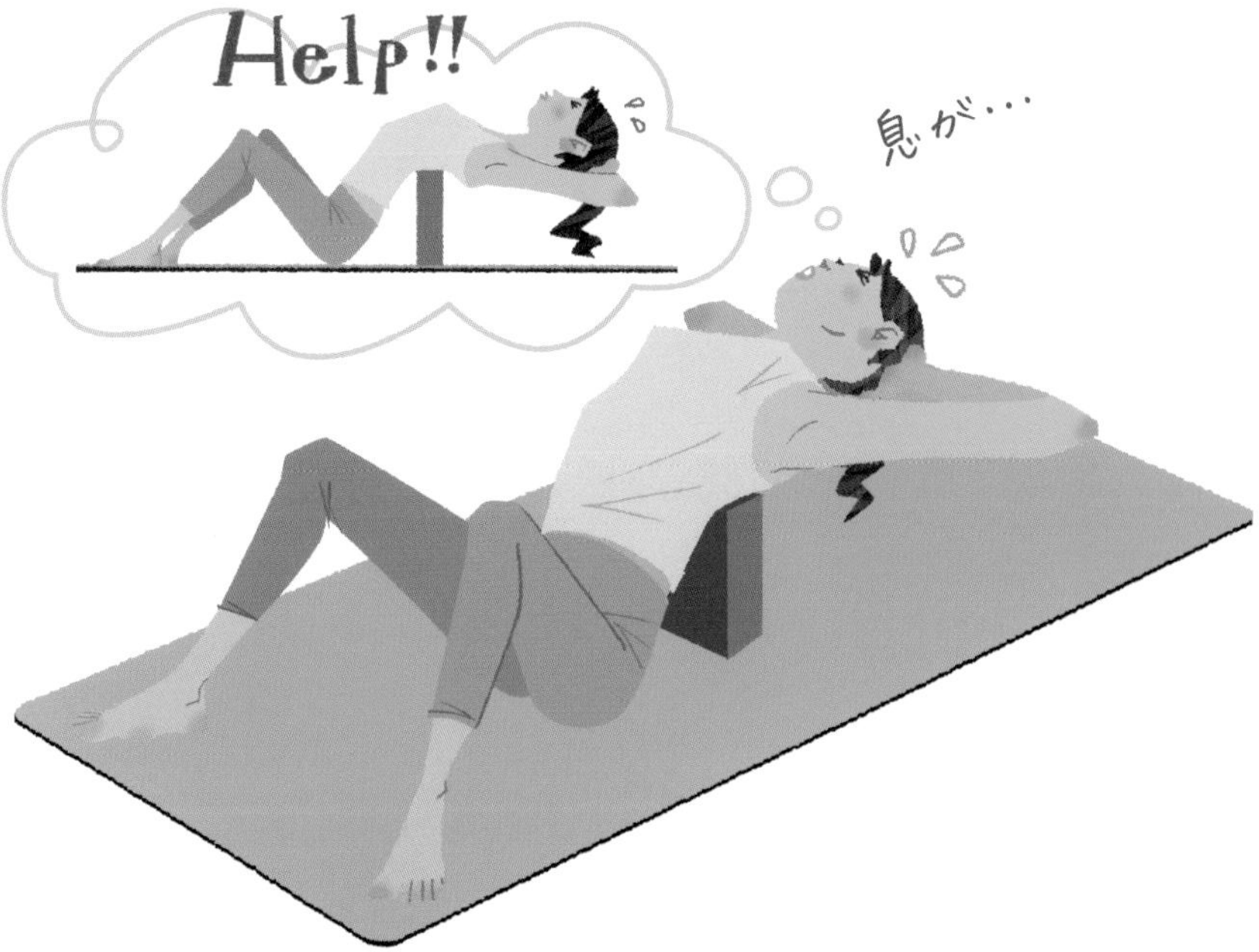

A11

大丈夫です。

後ろから突き上げられている感覚が、より鋭く入ってくるので、肺が圧迫されているように感じますが、「息を吐く」ことに集中してください。上級編は、長くて「3 分」です。とにかく息を止めずに、吐いて、自然に空気が入ってくるのに任せましょう。人によっては、お産のときみたいに「ふうううう」と声を出して行う人もいます。

終わったら……
体の変化を感じてみましょう！

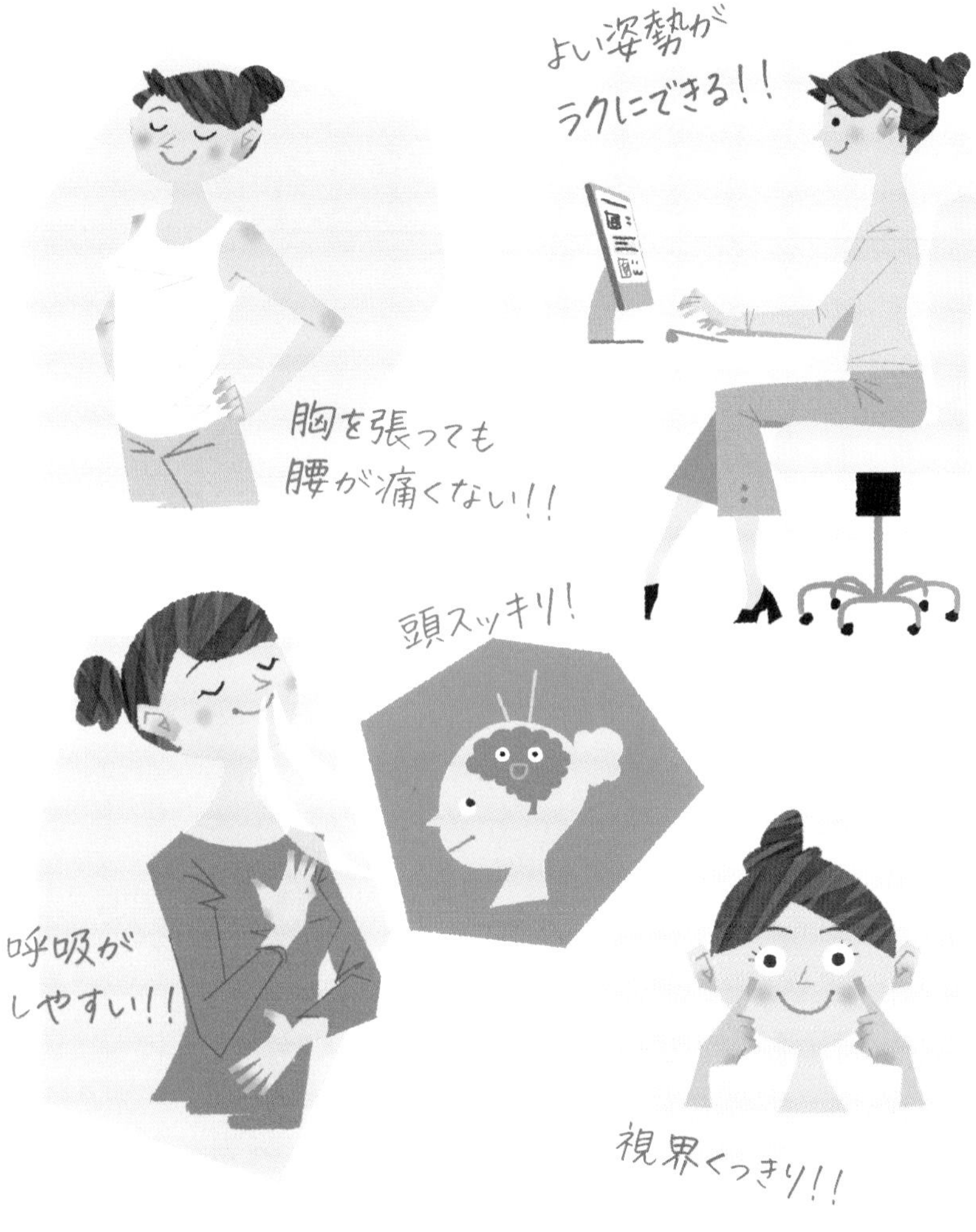
よい姿勢が
ラクにできる!!
胸を張っても
腰が痛くない!!
頭スッキリ!
呼吸が
しやすい!!
視界くっきり!!

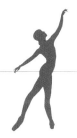

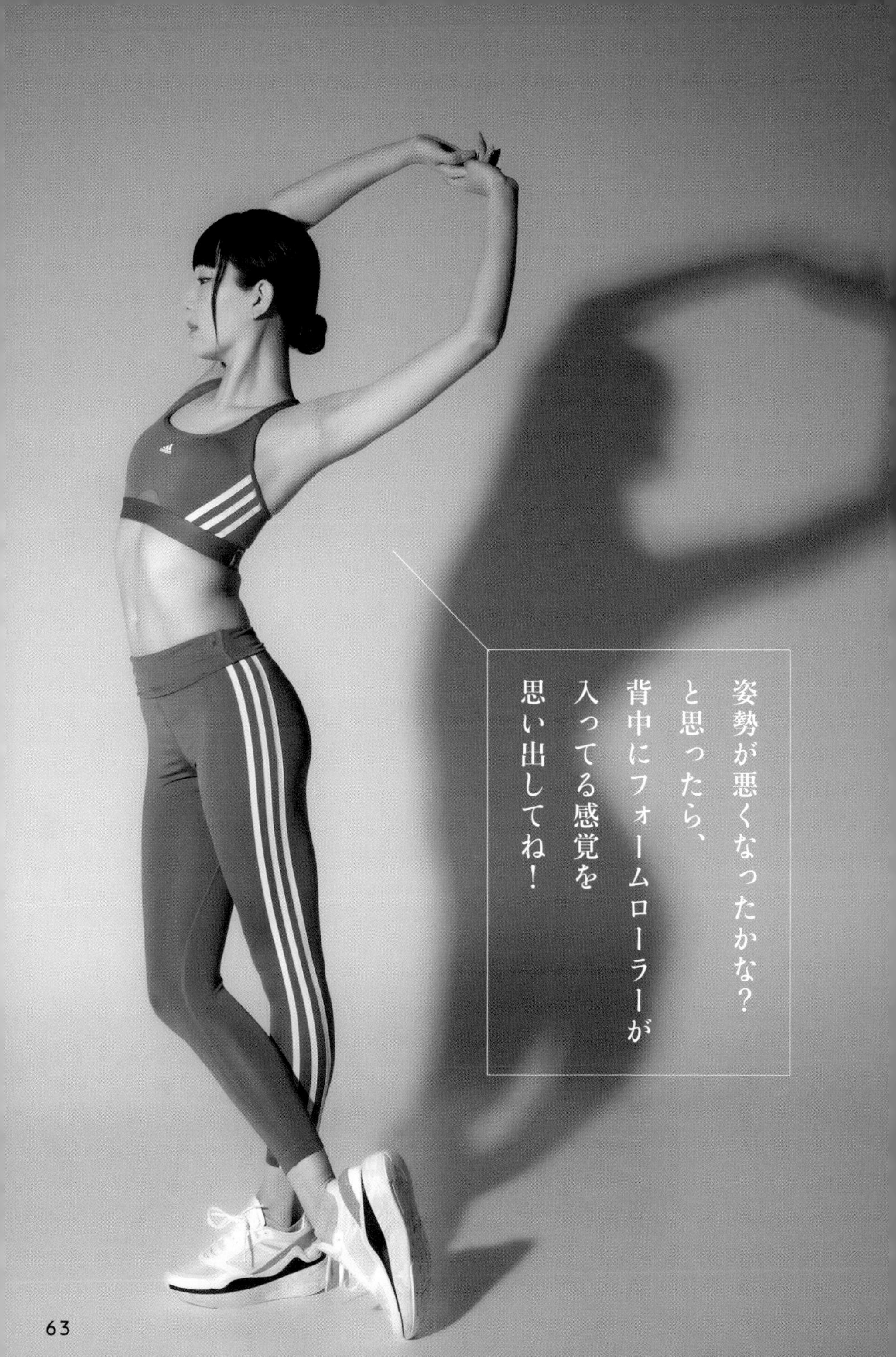

姿勢が悪くなったかな？
と思ったら、
背中にフォームローラーが
入ってる感覚を
思い出してね！

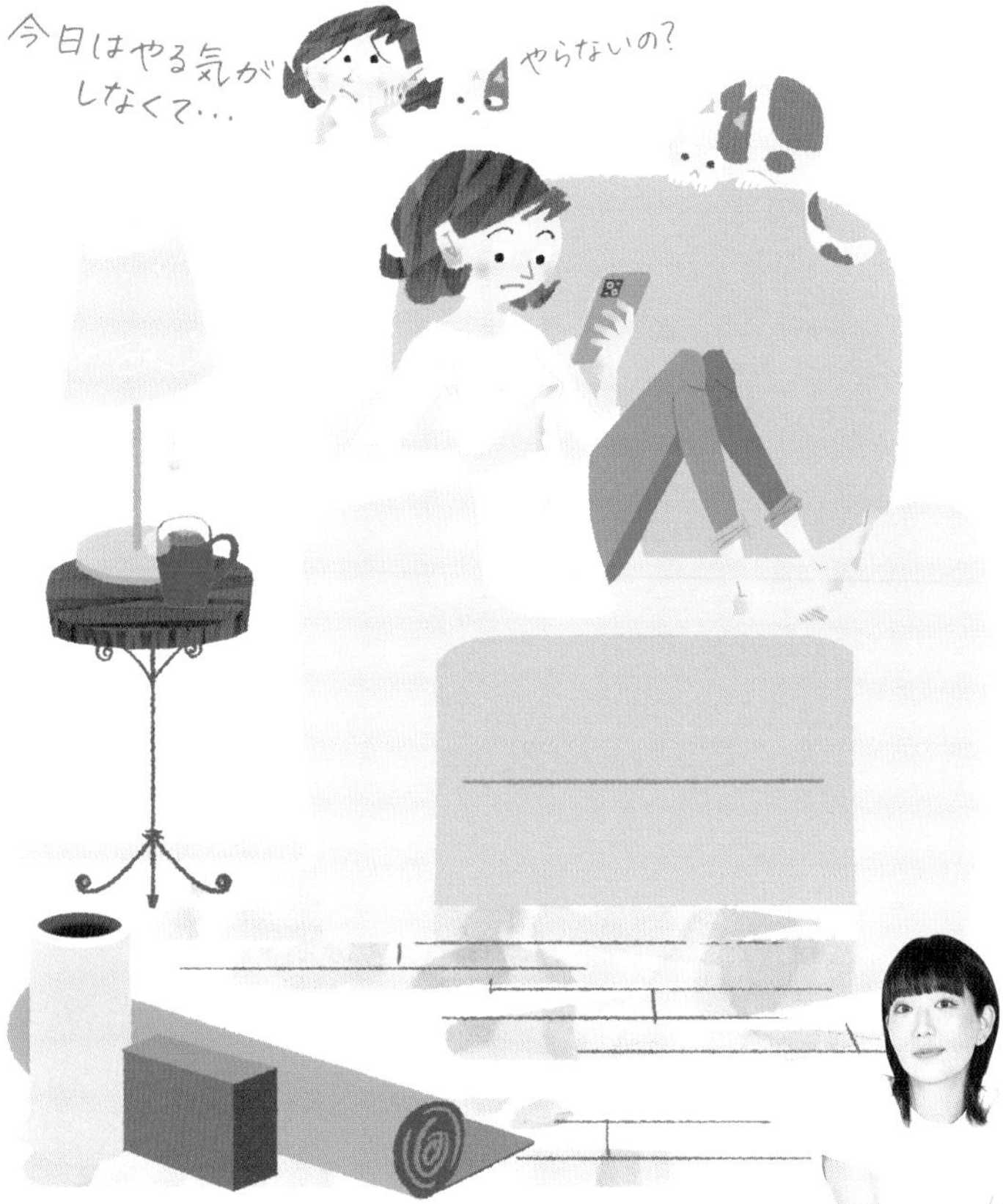
今日はやる気が
しなくて…
やらないの?

今日はやりたくないな……
そんな日はコチラ!

やる気スイッチ
ONする
QRコード

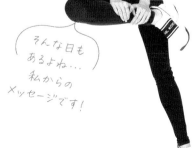

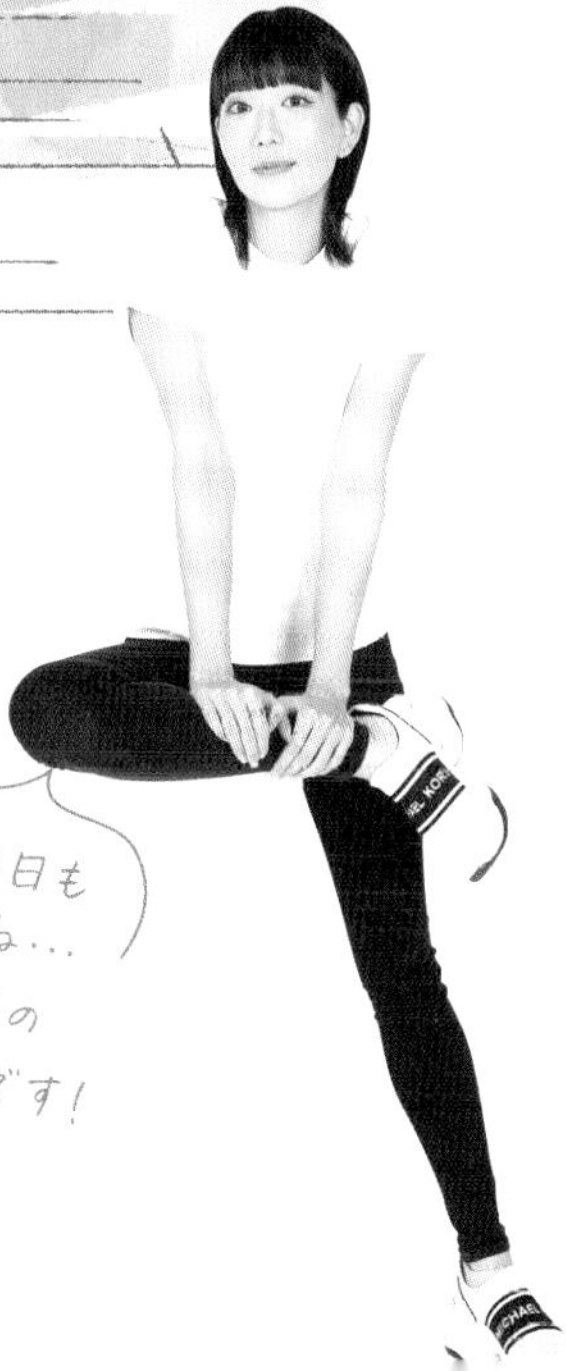
そんな日も
あるよね…
私からの
メッセージです!

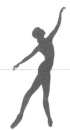

CHAPTER 3

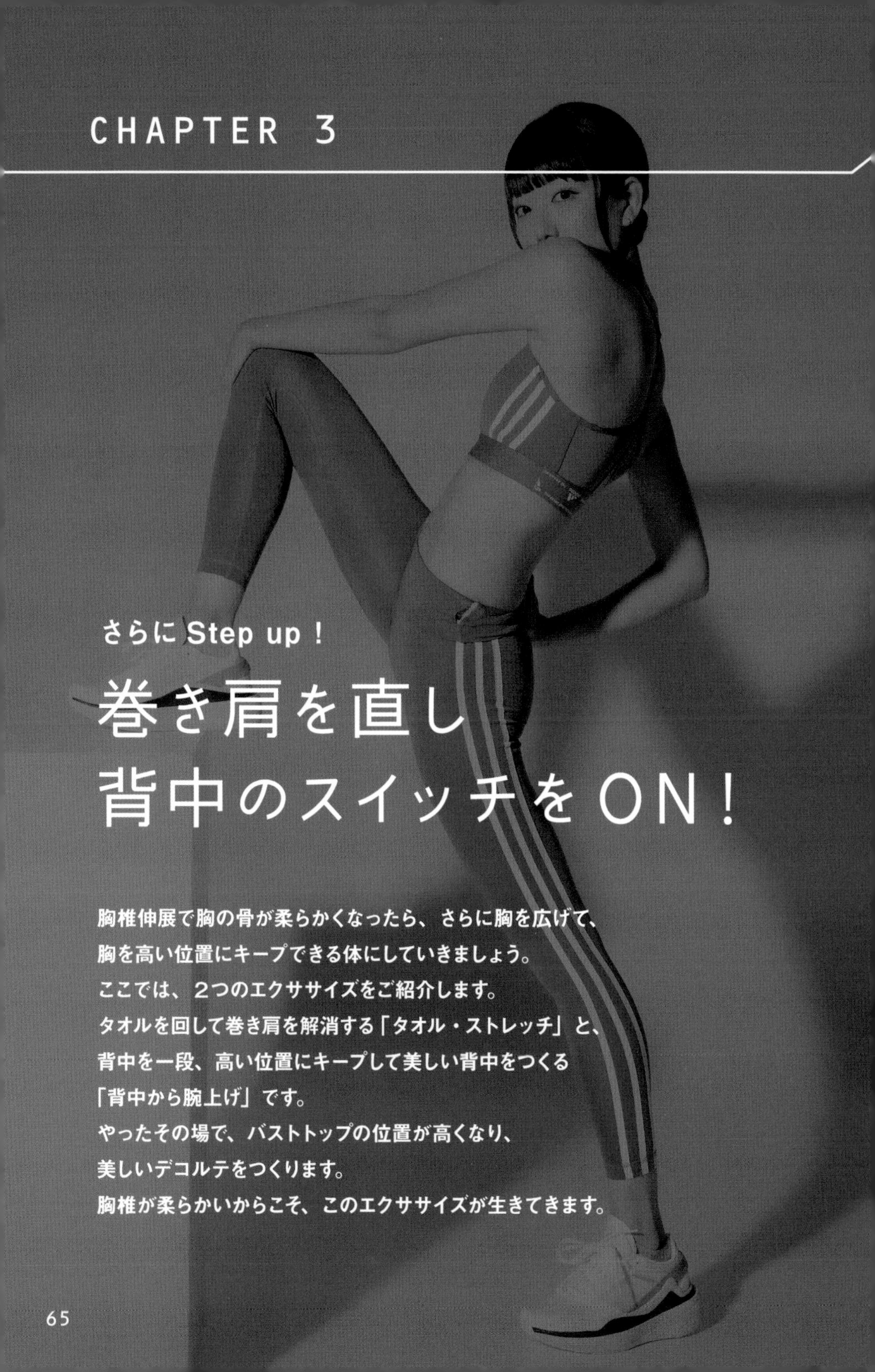

さらにStep up！

巻き肩を直し 背中のスイッチをON！

胸椎伸展で胸の骨が柔らかくなったら、さらに胸を広げて、
胸を高い位置にキープできる体にしていきましょう。
ここでは、2つのエクササイズをご紹介します。
タオルを回して巻き肩を解消する「タオル・ストレッチ」と、
背中を一段、高い位置にキープして美しい背中をつくる
「背中から腕上げ」です。
やったその場で、バストトップの位置が高くなり、
美しいデコルテをつくります。
胸椎が柔らかいからこそ、このエクササイズが生きてきます。

タオル・ストレッチ

巻いている肩を元の位置に戻す
「タオル・ストレッチ」で
胸が開いて、美しいデコルテに！

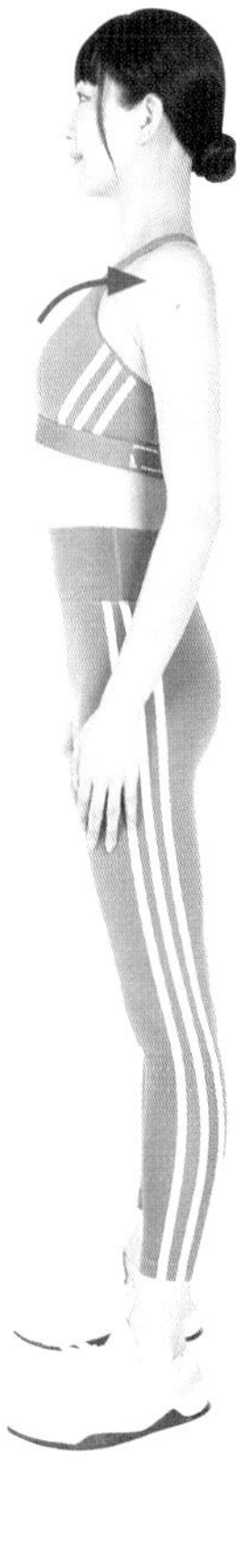

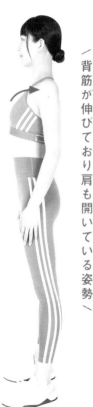

＼背筋が伸びており肩も開いている姿勢／

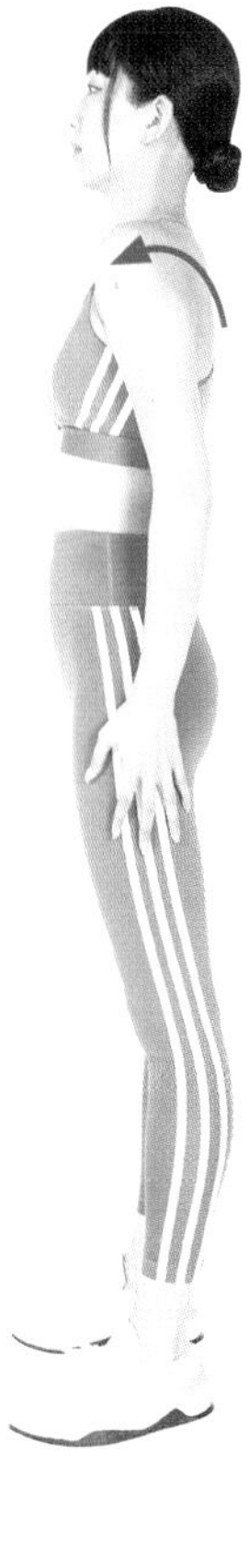

＼背筋は伸びていても巻き肩の姿勢／

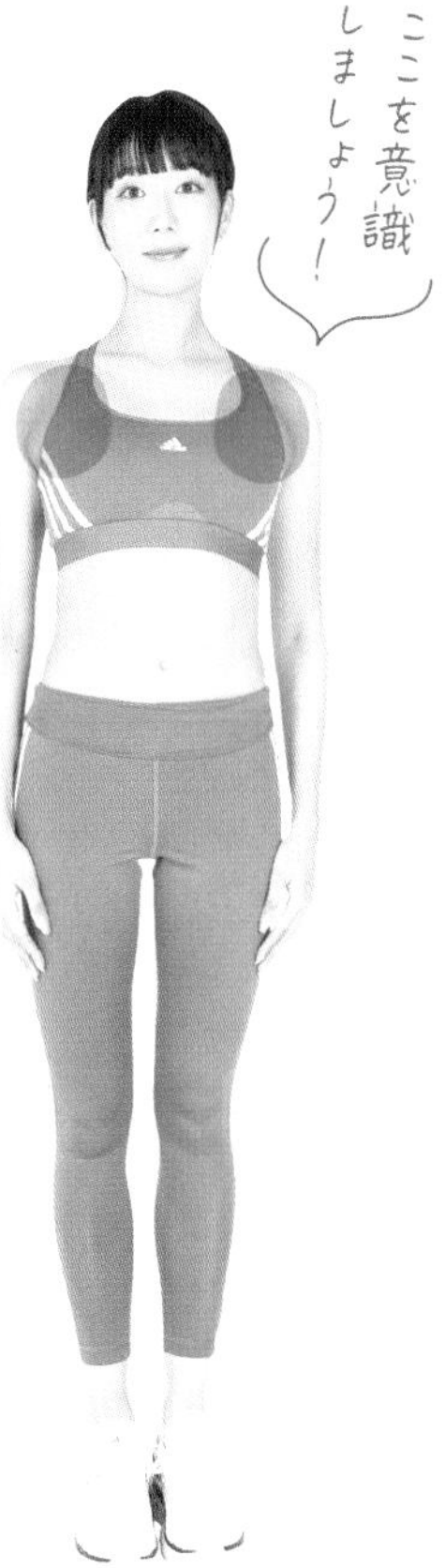

肩から胸を斜めにつなぐ「小胸筋」という筋肉が硬くなると、巻き肩の原因になります。タオルストレッチで、小胸筋をしっかり使ってほぐし、鍛えていきましょう。

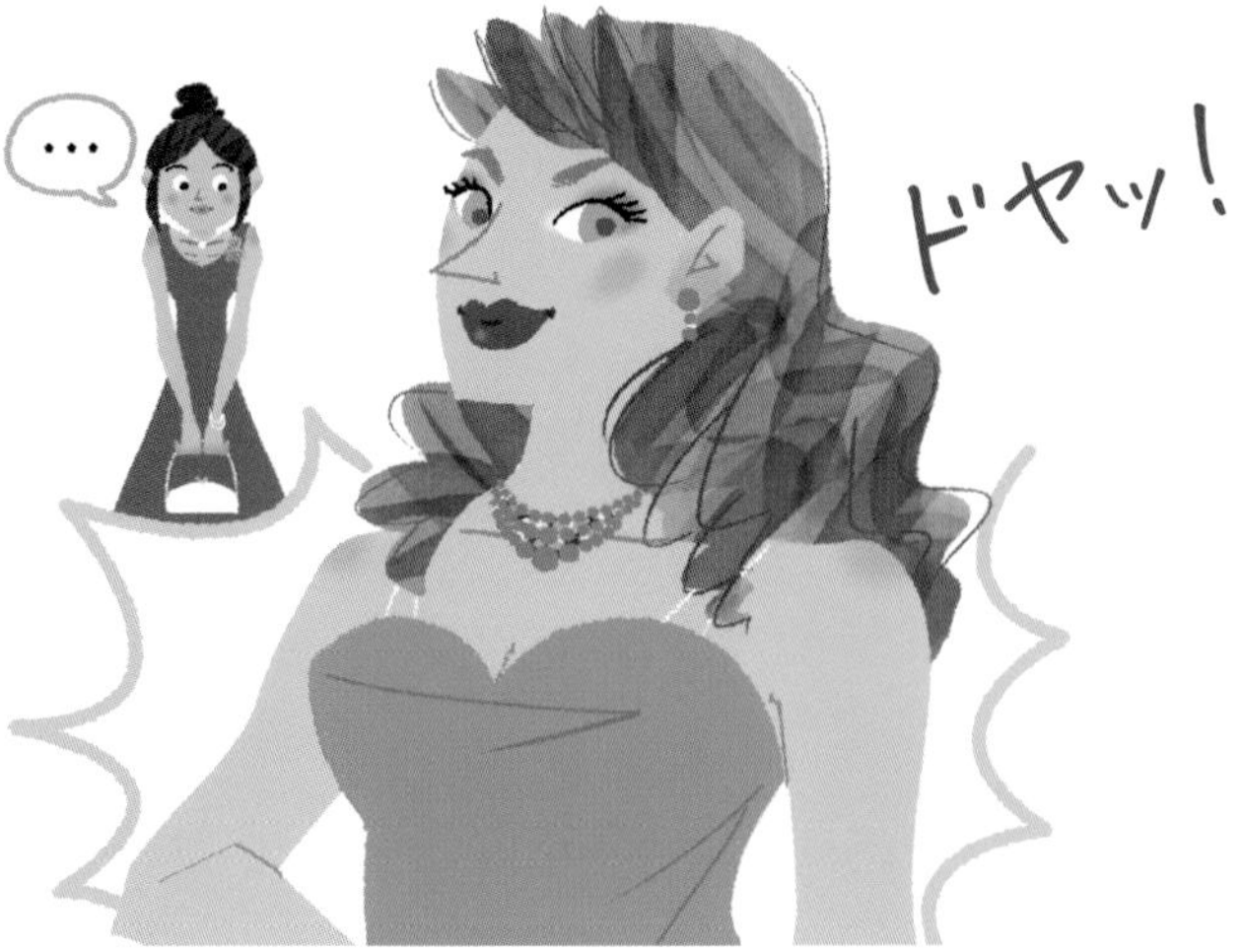

ちょっと小話

デコルテに美意識を

ロシア滞在中に思ったのが、欧米の女性は、胸（デコルテ）のラインをとても気にするということ。

私たち日本人に比べると、十分に胸があるにもかかわらず、「出産後、垂れちゃったから」と豊胸手術をする人もいるほどです。

胸に美意識を高く持っているのは間違いないでしょう。

一方、日本の女性陣は、下着に分厚いパッドを入れてバストを盛るのに、デコルテの貧弱さには無頓着に見えます。姿勢のせいでデコルテがえぐれているように見えても、全然気にしませんよね。

胸の開いたドレスを着る文化でもないし、骨格が違うといってしまえばそれまでですが、胸が開き、肩が耳の後ろにくる姿勢がラクにできるようになると、胸の形もよくなり、バストトップの位置も上がります。

私は胸が小さいですが、姿勢のよさで、パッドに頼らずとも2カップは大きく見せています（笑）。

タオル・ストレッチのやり方

1 スポーツタオルの両端を持つ

タオルを握ったまま、ひじを曲げずに後ろに回しても大丈夫と思える長さの感覚でタオルの両端を持ちます。タオルは長さ110cmほどのスポーツタオルを使用。

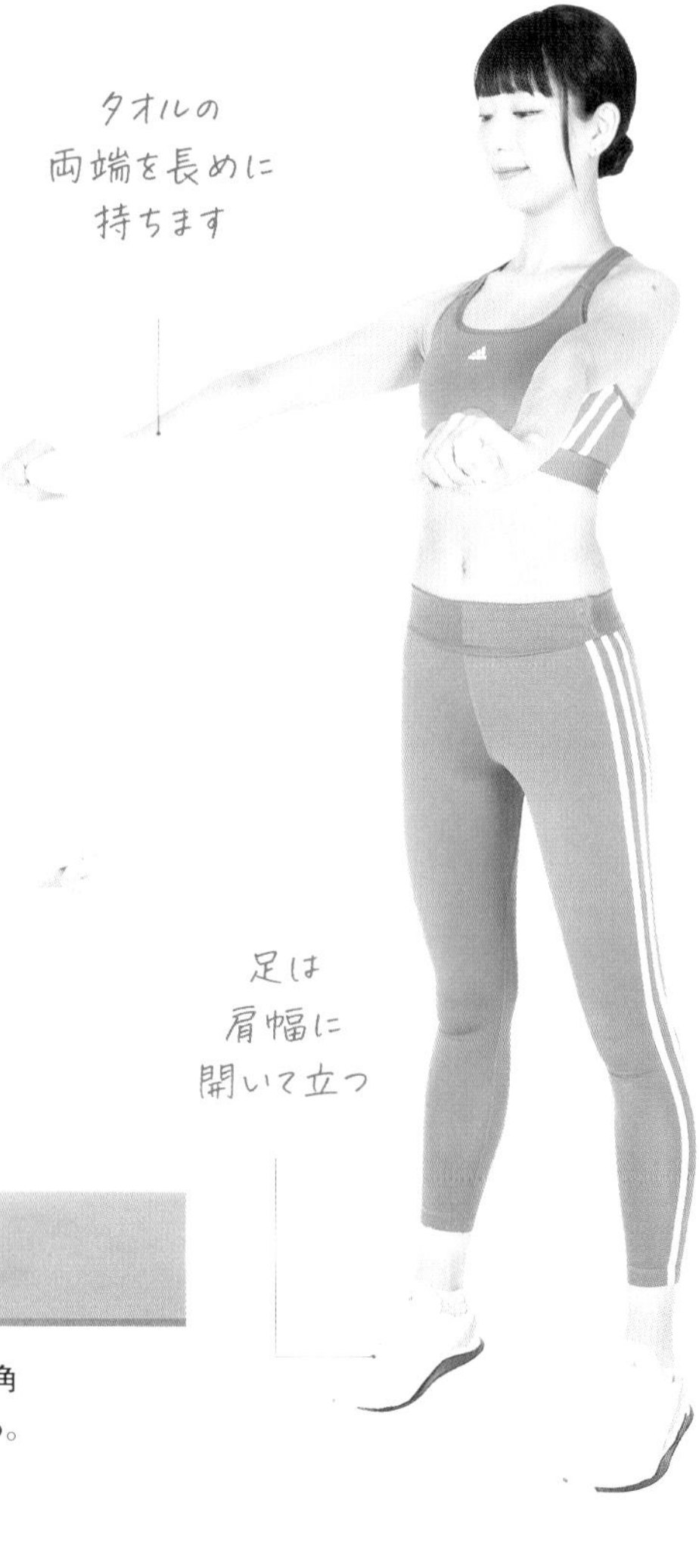

タオルの
両端を長めに
持ちます
足は
肩幅に
開いて立つ

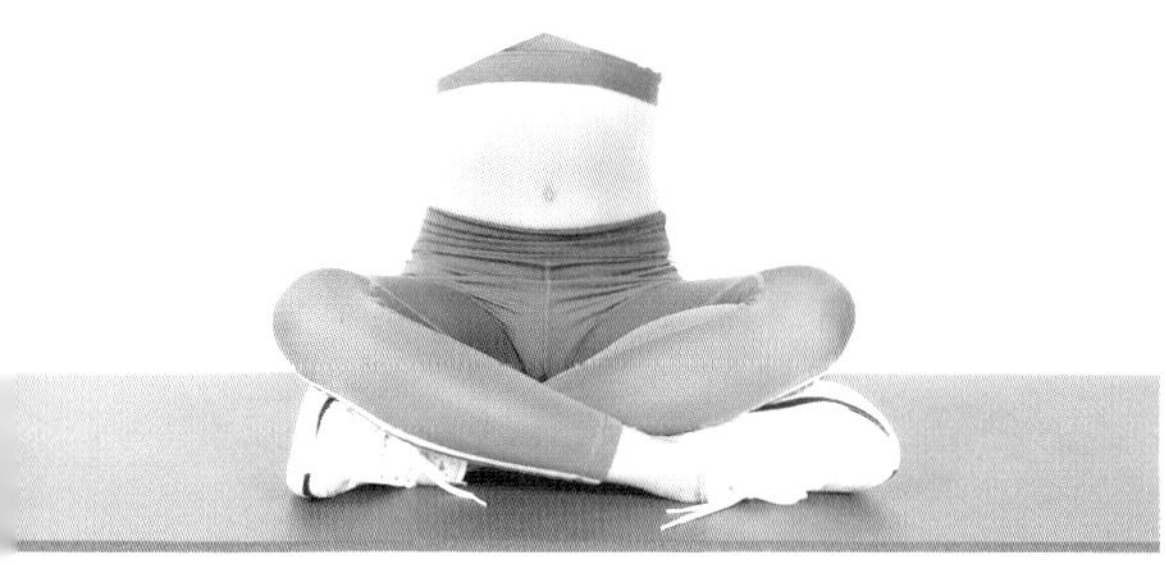

体が硬い人は、スポーツタオルの対角線を持つとよい。約117cmの長さになる。

慣れてきたら
タオルを持つ幅を
\ 狭くしましょう /

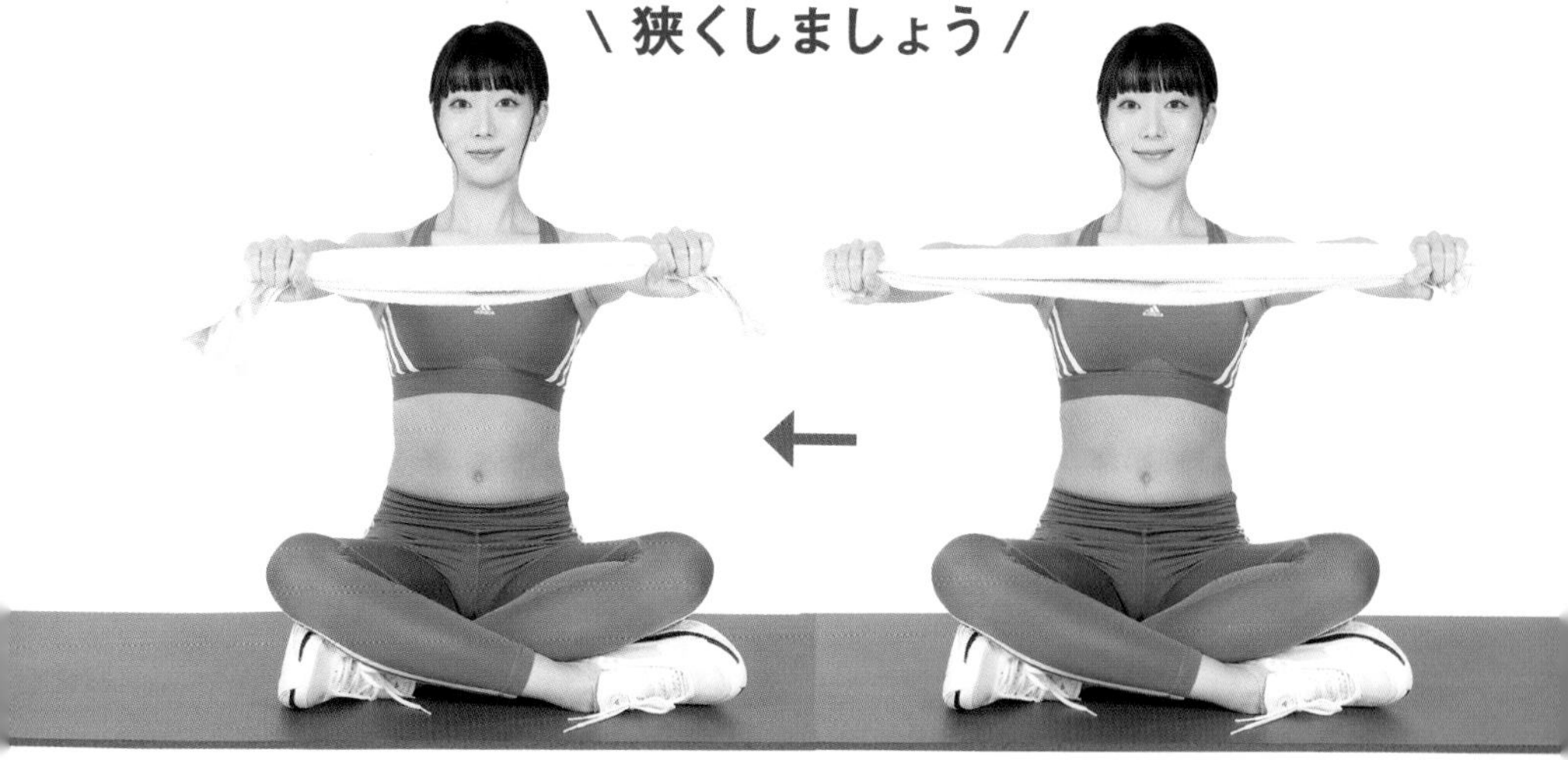

ちょっと小話

ヒントは私の祖母
60歳からこのストレッチを実践しました

現在、97歳になる私の祖母は、姿勢をよくするためか、60歳からこのタオル・ストレッチを始めました。

あるとき、交通事故で肩を骨折した祖母に、医師がこう言ったのです。「(高齢ですし) もう以前のように腕を上げることはできないでしょう」と。

この言葉に、祖母はカチンときたのでしょう。来る日も来る日も、このタオル・ストレッチをやって、ついには40㎝幅でタオルを回せるようになっていました。

事故の前と同じように腕も滑らかに動いています。

何歳になっても、たとえ医師が「無理」と言っても、自分の体は努力次第で変わるかもしれない、変えてみせるってすごいですよね。

2 前から後ろへと回す

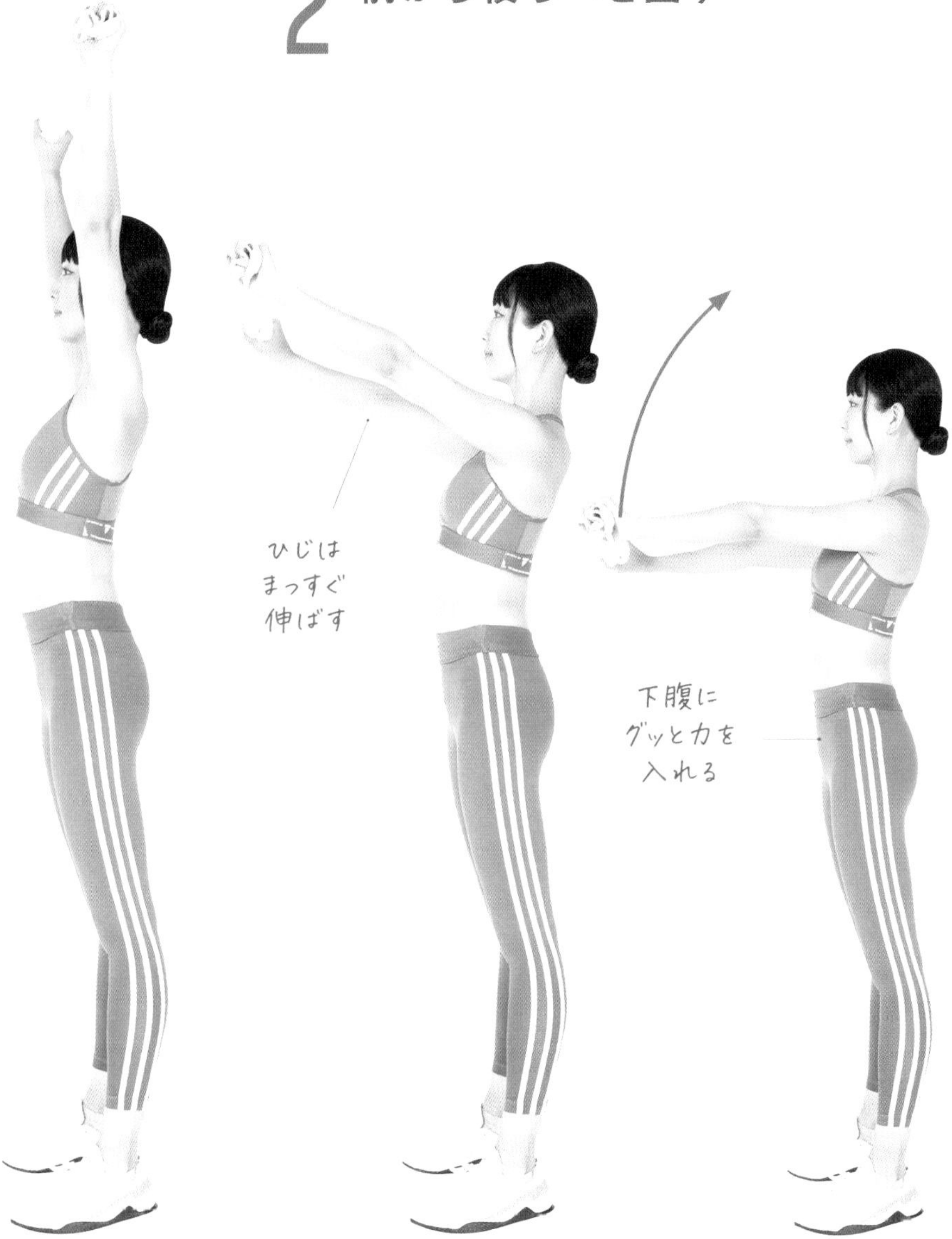
ひじは
まっすぐ
伸ばす
下腹に
グッと力を
入れる

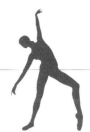

3 肩がきついところで息を吐いて脱力する

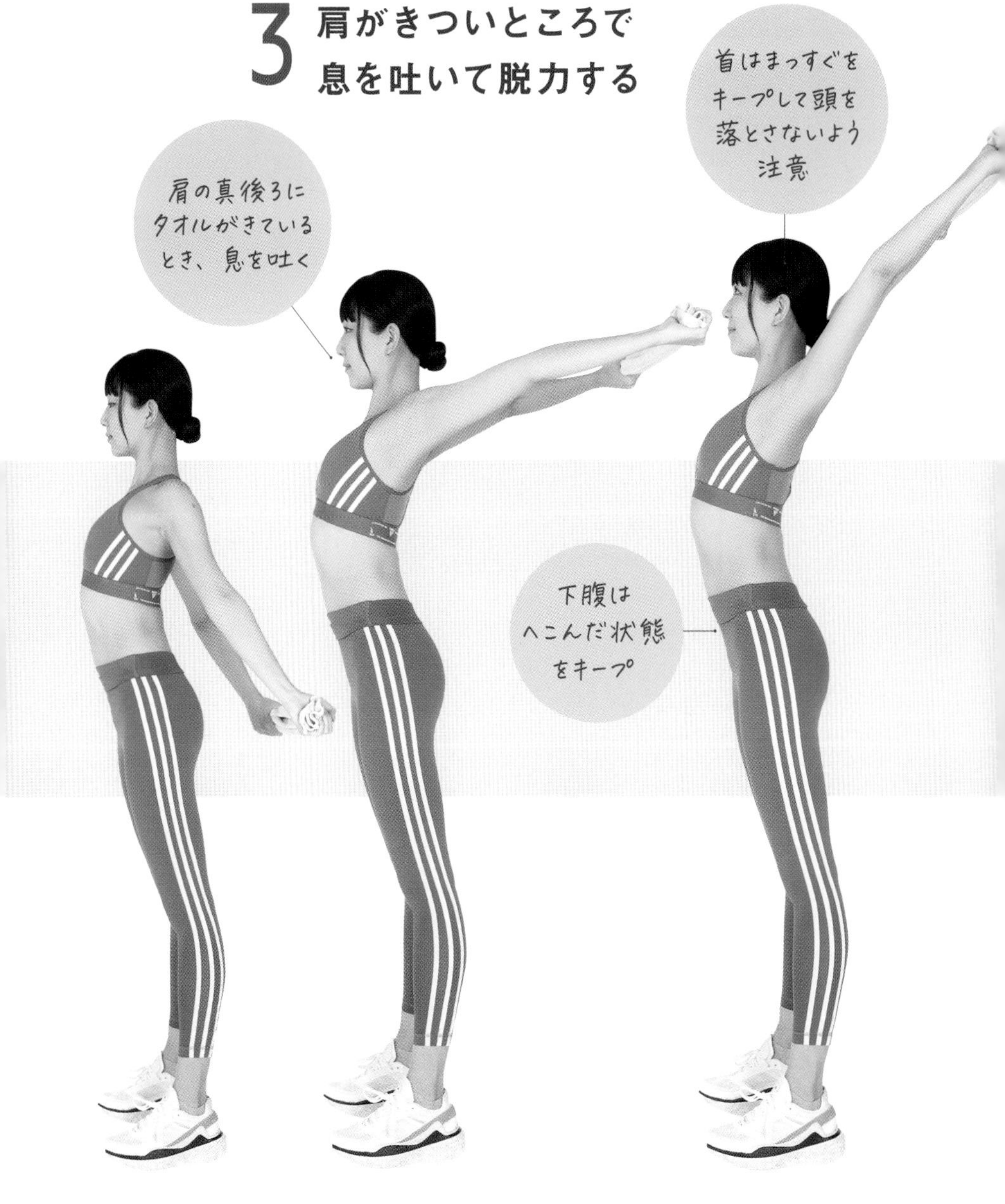

肩の真後ろにタオルがきているとき、息を吐く
首はまっすぐをキープして頭を落とさないよう注意
下腹はへこんだ状態をキープ

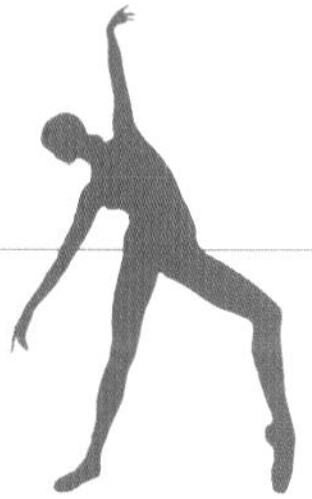

4 タオルを前に戻す

1の姿勢に戻す。
後ろから前の動きはしない。
1日50～100回を目指す。

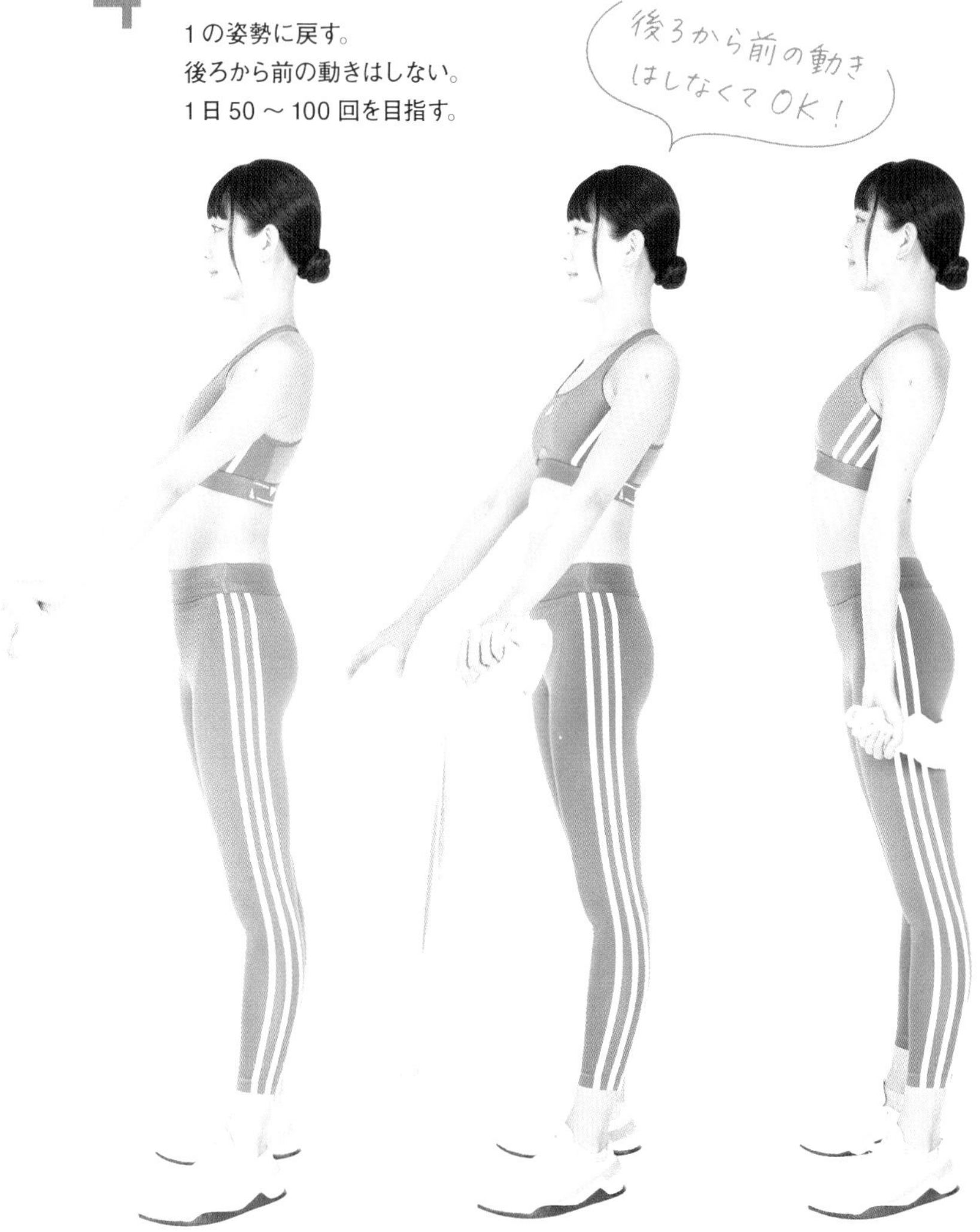

後ろから前への動きは、肩が前へ出やすくなります。そうすると、肩を痛める原因になります。そのため、前から後ろの動作だけを行いましょう。

＼この姿勢で行ってもOK／

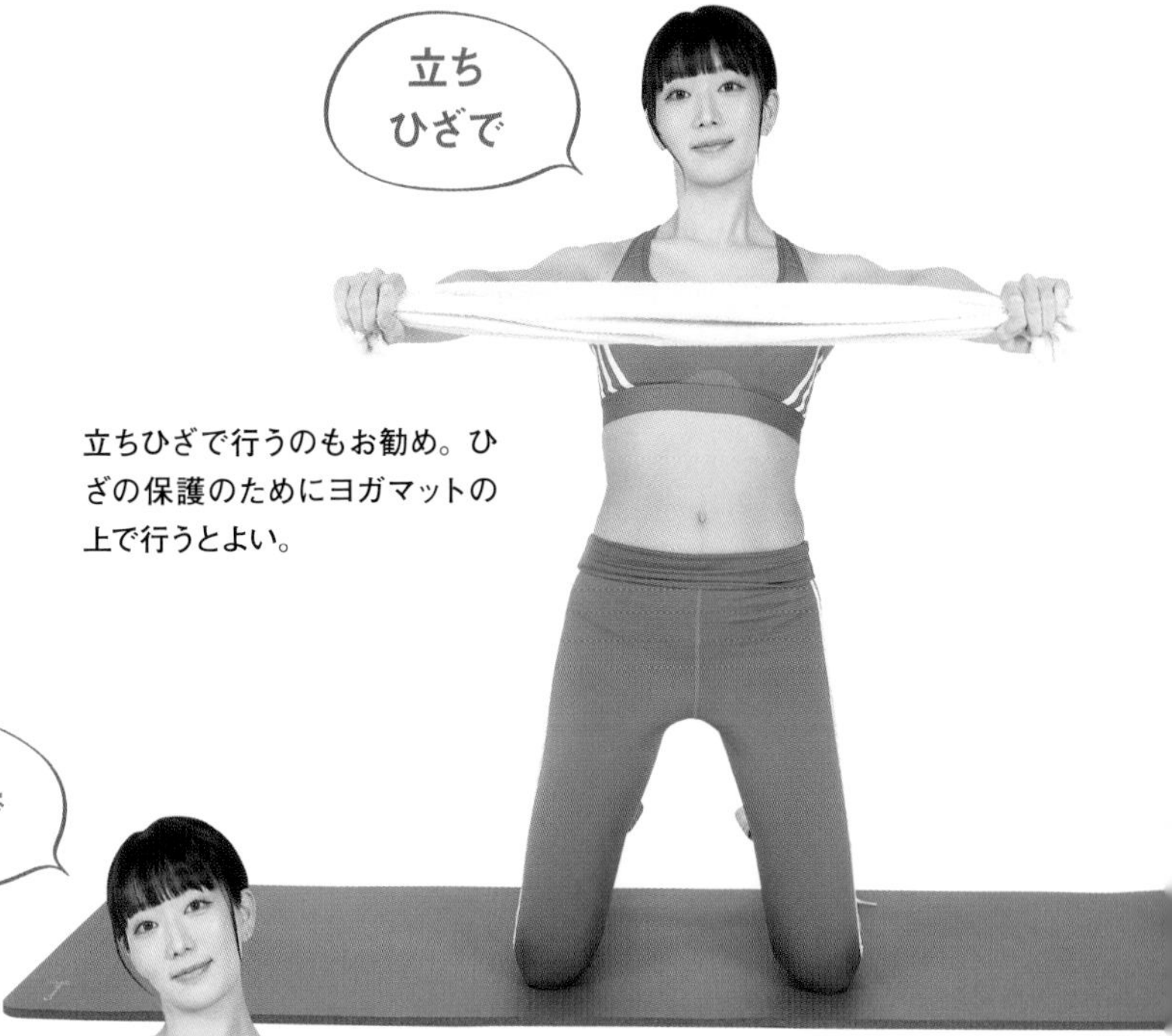

立ちひざで行うのもお勧め。ひざの保護のためにヨガマットの上で行うとよい。

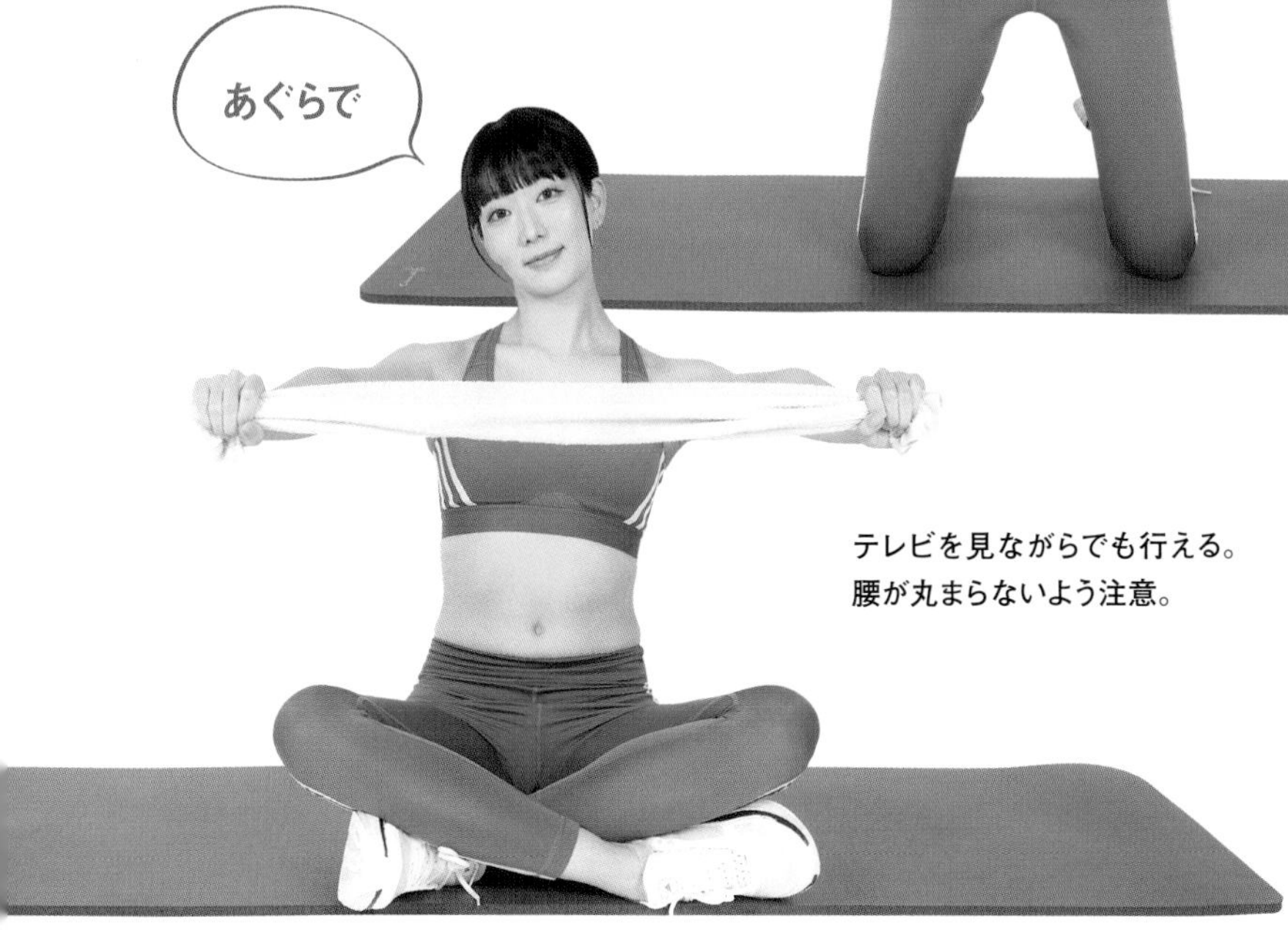

テレビを見ながらでも行える。腰が丸まらないよう注意。

＼こんな姿勢はNG！／

肩がねじれると、肩がはずれる危険性があります。
鏡や窓に映った自分の姿をチェックしましょう

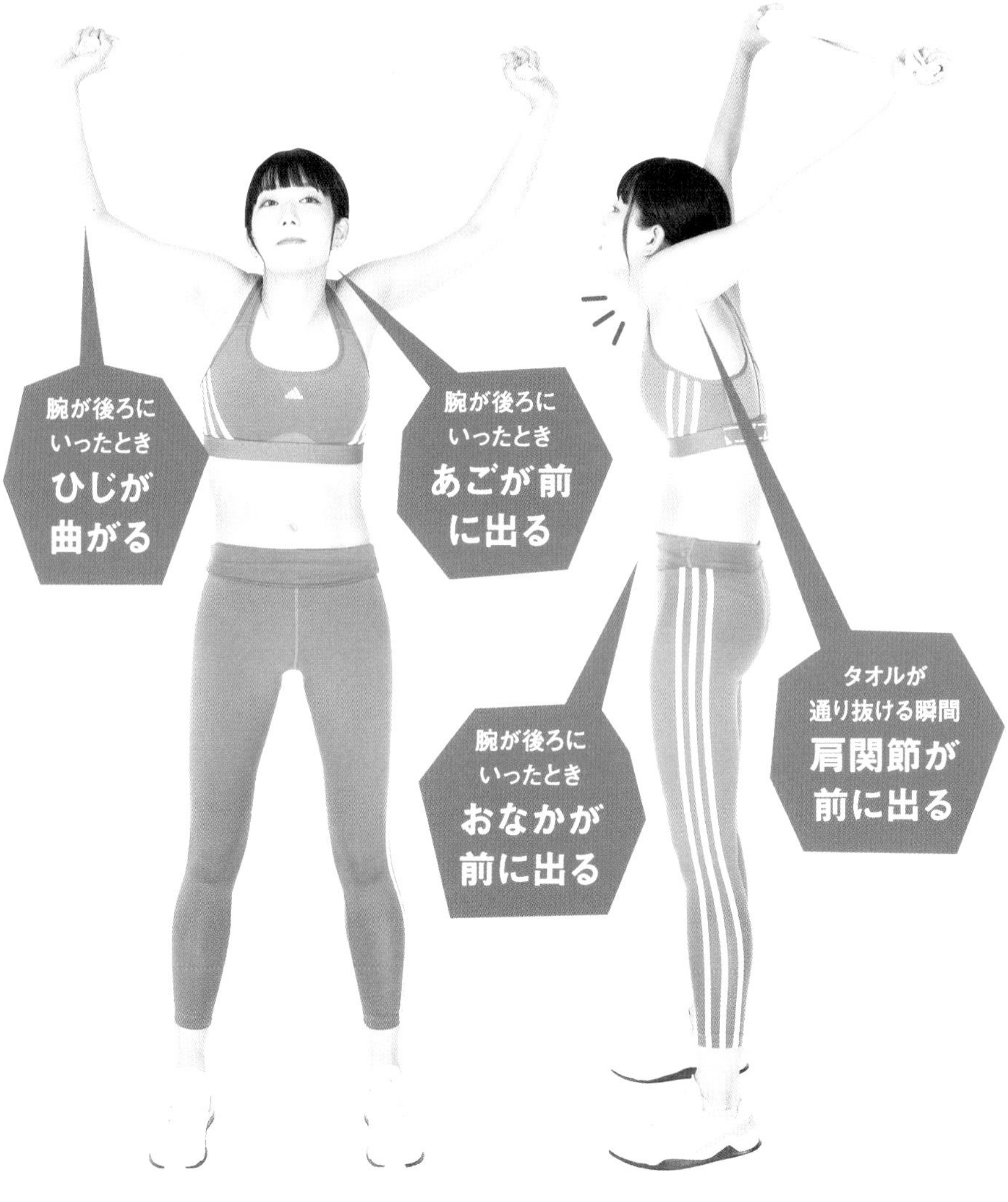
腕が後ろに
いったとき
ひじが
曲がる
腕が後ろに
いったとき
あごが前
に出る
腕が後ろに
いったとき
おなかが
前に出る
タオルが
通り抜ける瞬間
肩関節が
前に出る

＼こんな症状が出たら、即中止しましょう！／

腕や指先がしびれる

末梢神経が刺激を受け過ぎている状態です。即刻やめてください。でないと、しばらく物がつかめなくなるほどマヒします。

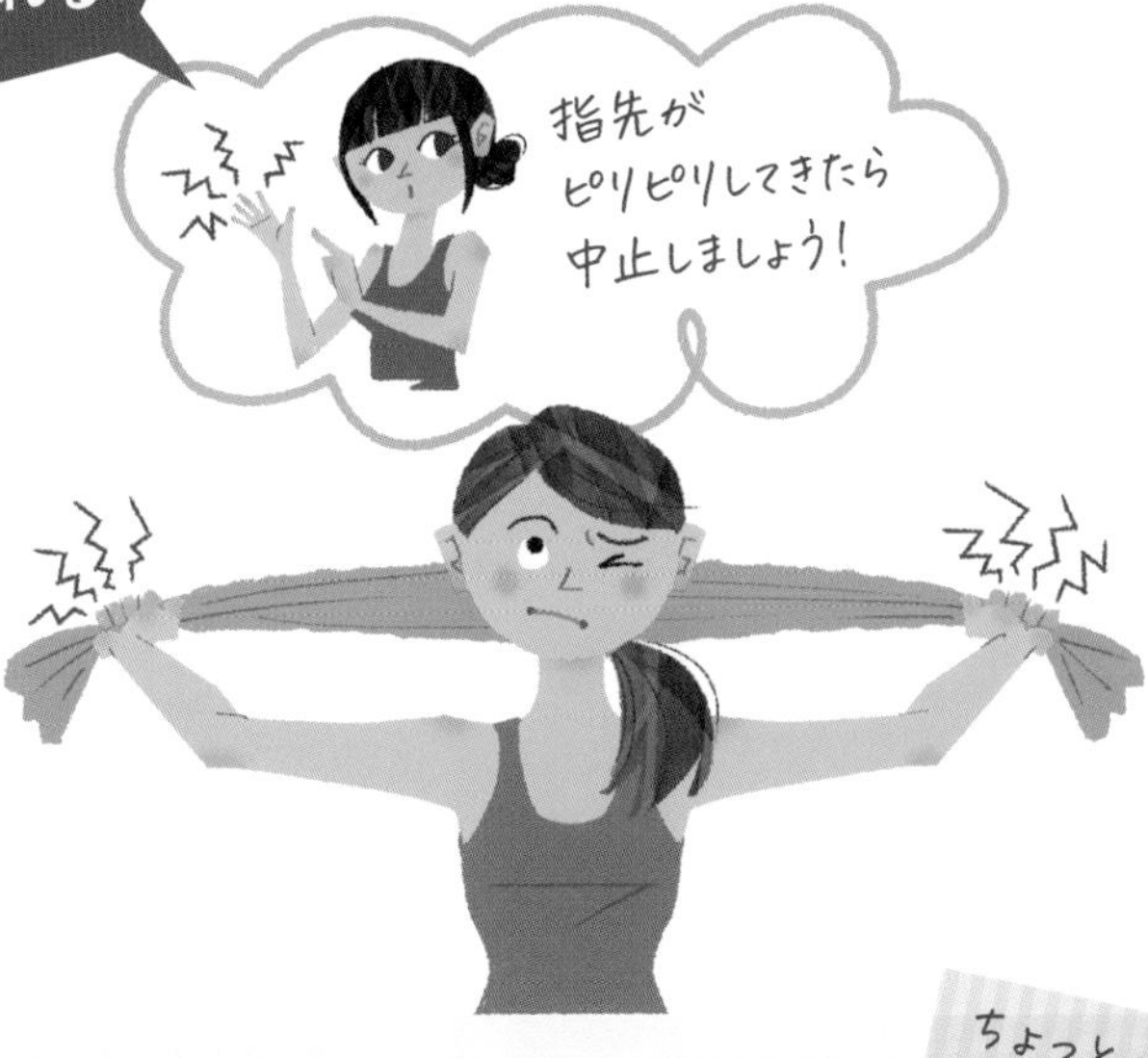

ちょっと小話

間違ったやり方だと、肩を痛めます！

このストレッチ、私がバレエを始めた小学校２年生くらいから、母に言われて、1日100回やらされていました（泣）。

とはいえ、母はストレッチの先生でも、バレエの先生でもありません。正しいやり方をきちんと知っていたわけではなかったので、体の硬かった私は間違ったやり方でやってしまい、肩が「グキッ」となって、腕が上がらなくなったことが何度もありました。

どんなストレッチでもトレーニングでも、正しいやり方でやることが大事です。

こちらのNGをよく見て、この動き、この痛みはダメだということを知っておいてください。

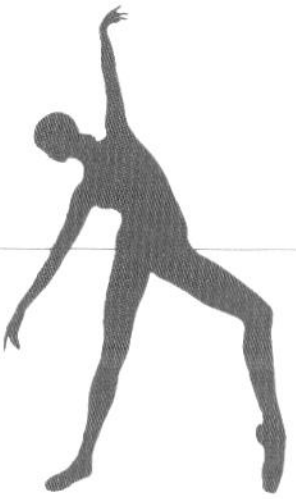

タオルストレッチをやると
＼こんなに体が変わる！／

美しい
デコルテ
バストに
張り
Bust UP!!
首のシワ
改善
バスト
アップ
首が長く
見える
胸が開く
巻き肩が
改善

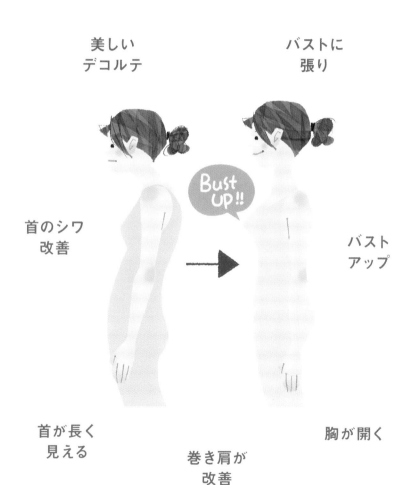

巻き肩を正すと
ねこ背も二重あごも撃退！

肩が前に出る（巻き肩）→背骨が丸まる→あごが前に出る→骨盤が後傾→下腹が出る……という負のスパイラルから、肩が後ろに→胸が開く→骨盤が立つ→下腹がへこむ♡に！

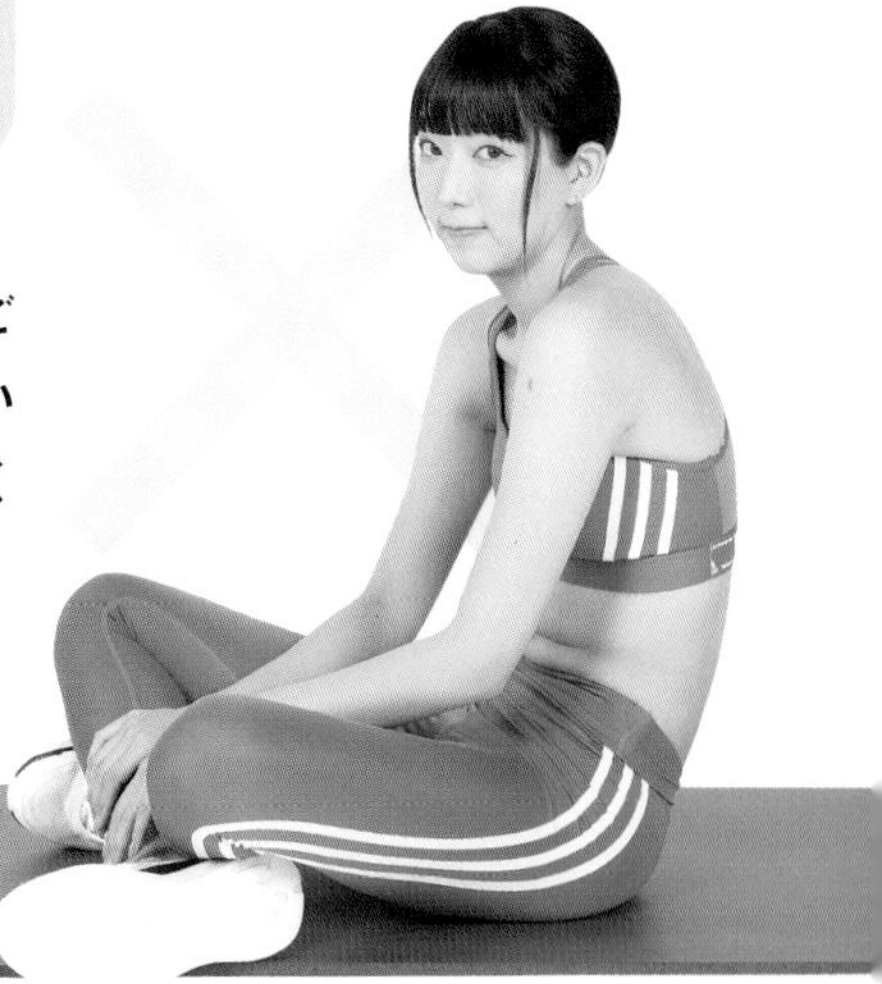

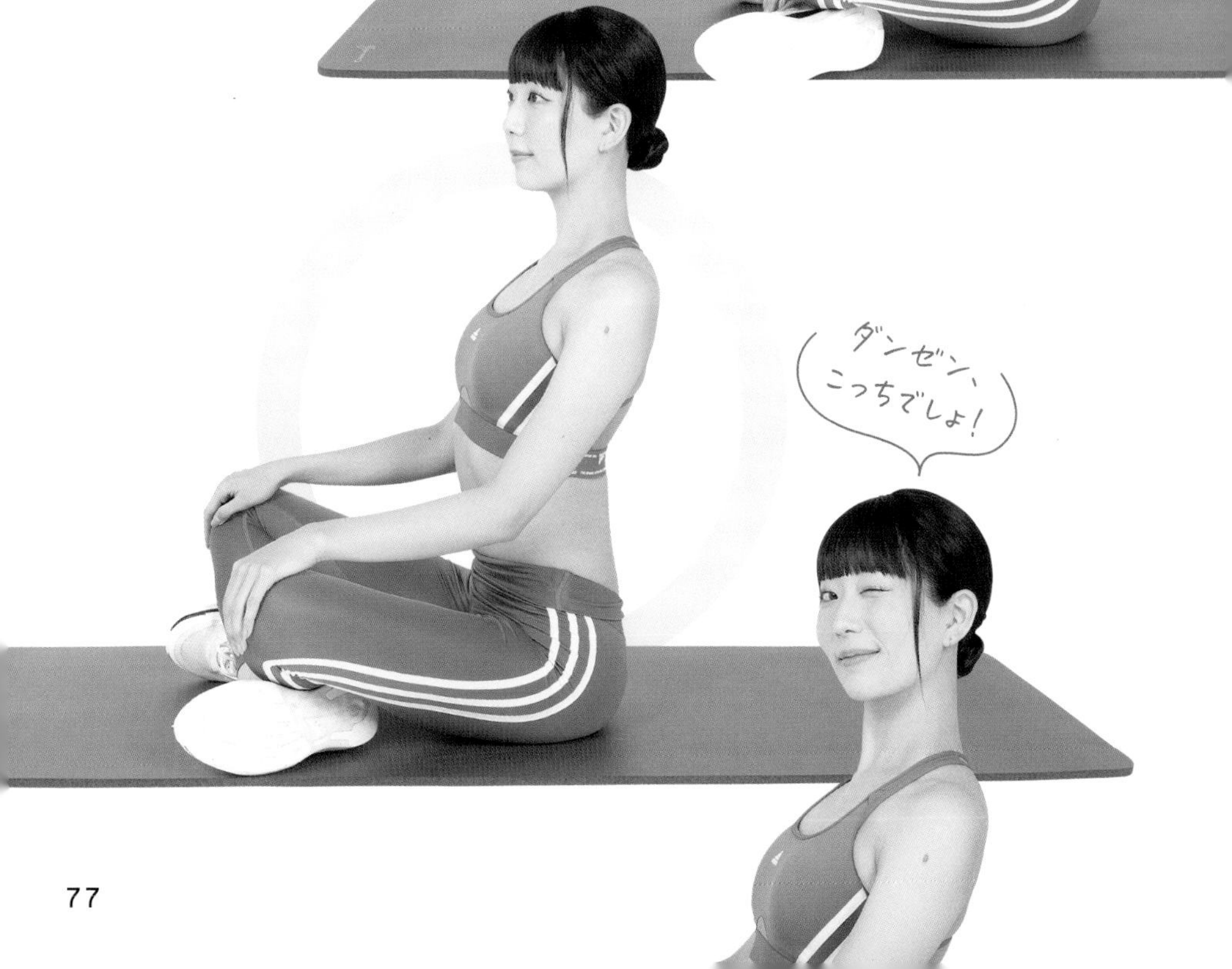

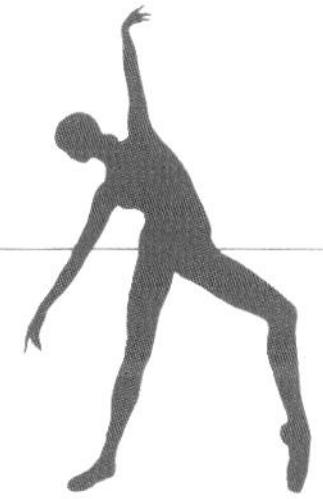

背中から腕上げ

背中のスイッチを ON にして
背中から全身を引き上げる。

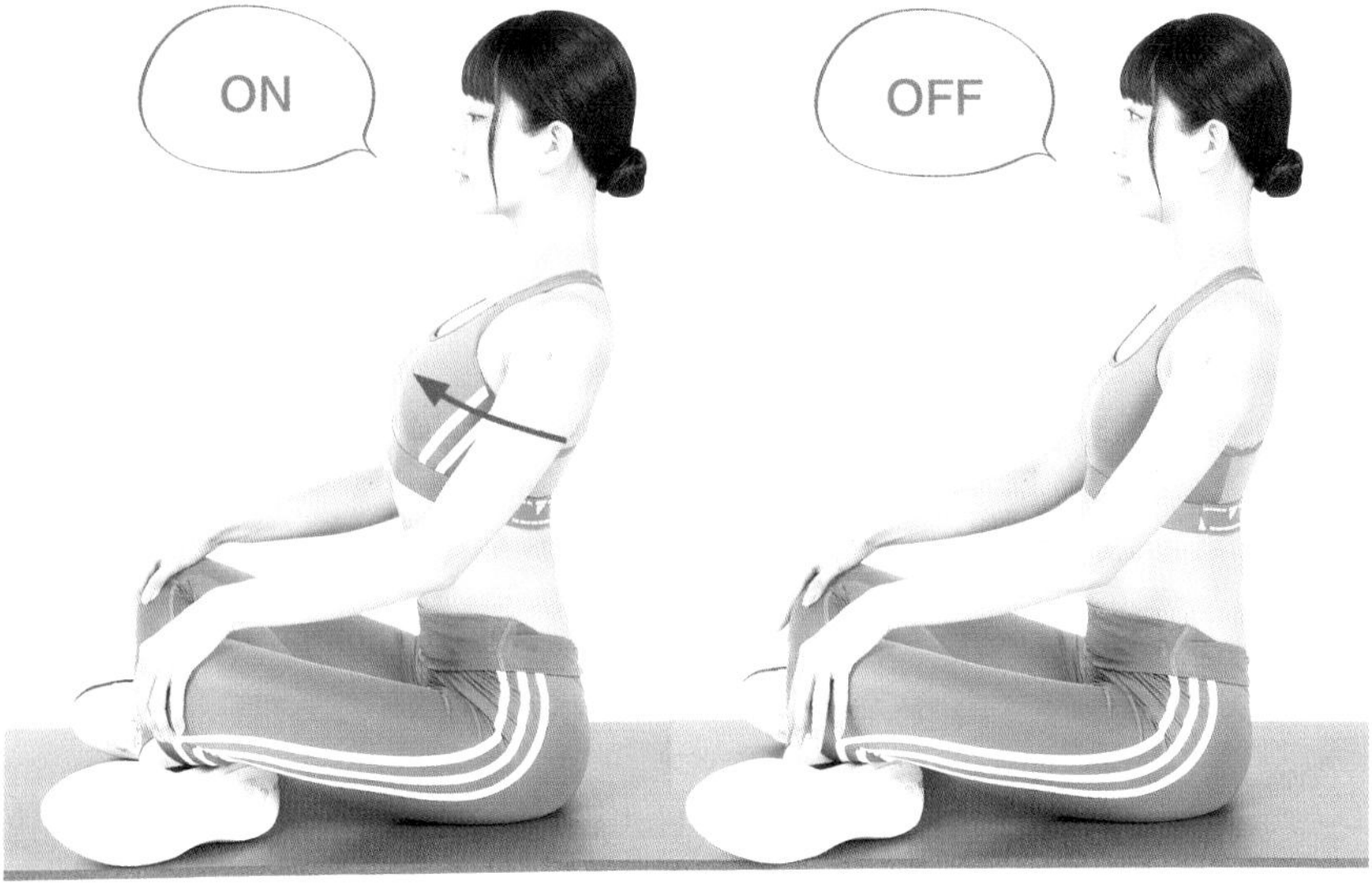

背中のスイッチって？

背中のスイッチを「ON」にするというのは、背中の筋力を使って、体を起こした状態で胸椎伸展をすることです。あぐらをかいた状態で、背中にヨガブロック（もしくはフォームローラー）が入ったと想像して、背中から胸を突き上げてみましょう。バストトップの位置が、一段上に上がり、平らだったデコルテに厚みが出ます。人によっては、下腹、内ももまで引き上げられる感覚があるかもしれません。

準備体操

＼胸を丸めたり、反らしたりしてみよう／

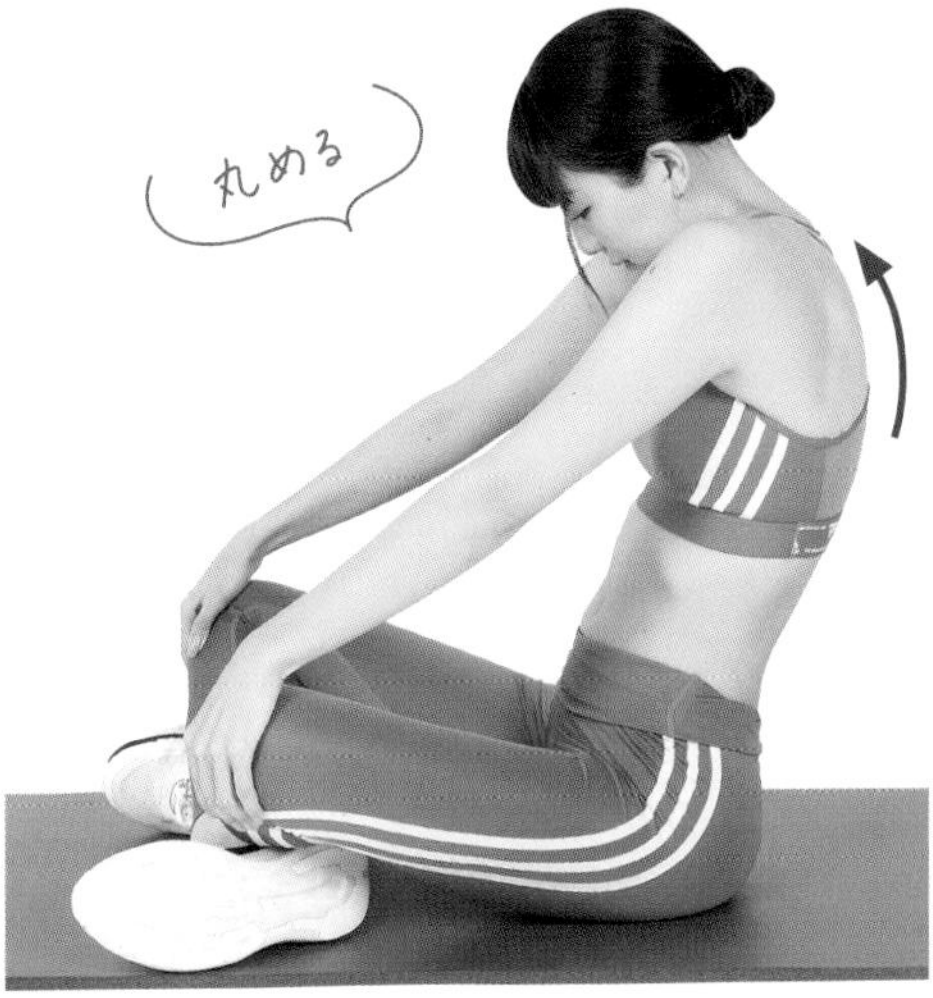

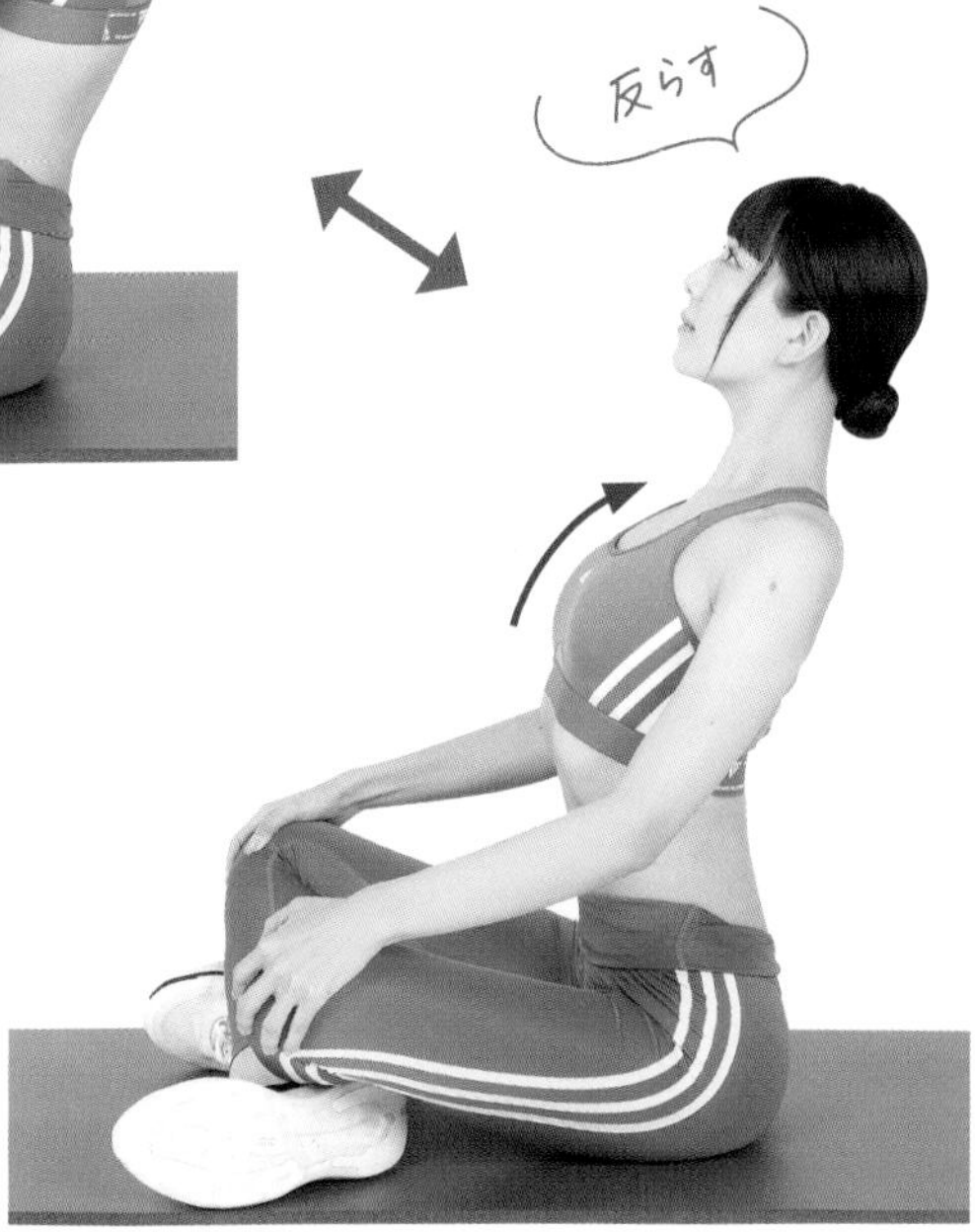

背中を丸めたり、反らしたりして、今、自分の胸の可動域がどのくらいあるか確かめてみましょう。胸椎伸展を継続するうちに、どんどん可動域が広がっていくのがわかるはずです。

背中から腕上げのやり方

1 あぐらをかいて、手をひざに置き胸を張る

両手でひざをしっかりつかみ、ひじを後ろに引っ張る。できるだけ胸を大きく反らし、背中から突き上げていく。下腹に力を入れてキュッと引き締める。胸椎伸展をして、フォームローラーやヨガブロックが背中に入ってる感覚を思い出して行うとよい。これが背中のスイッチが「ON」の状態。

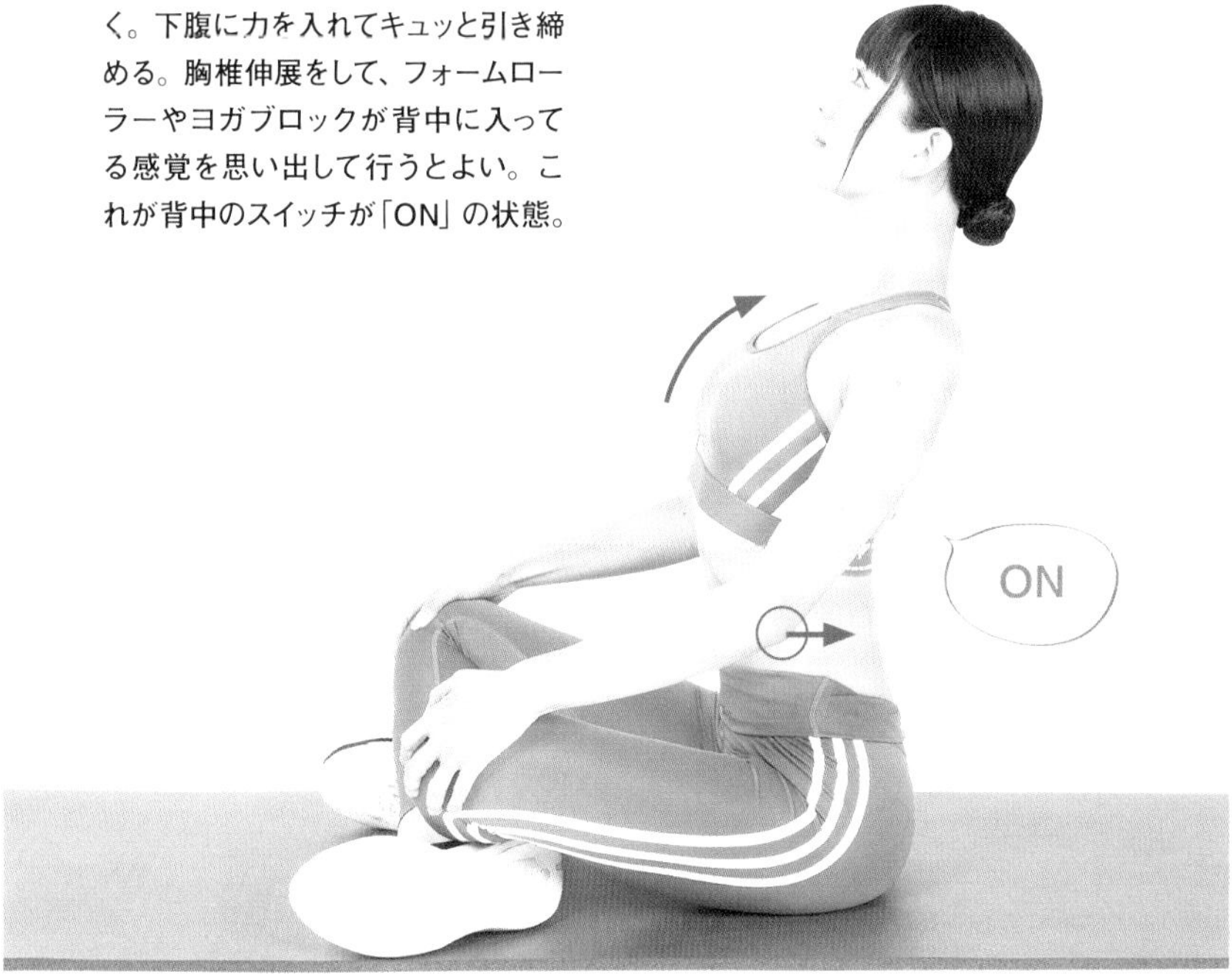

2 両腕を上げ、30 秒キープする 15 秒の休憩をはさんで 3 セット行う

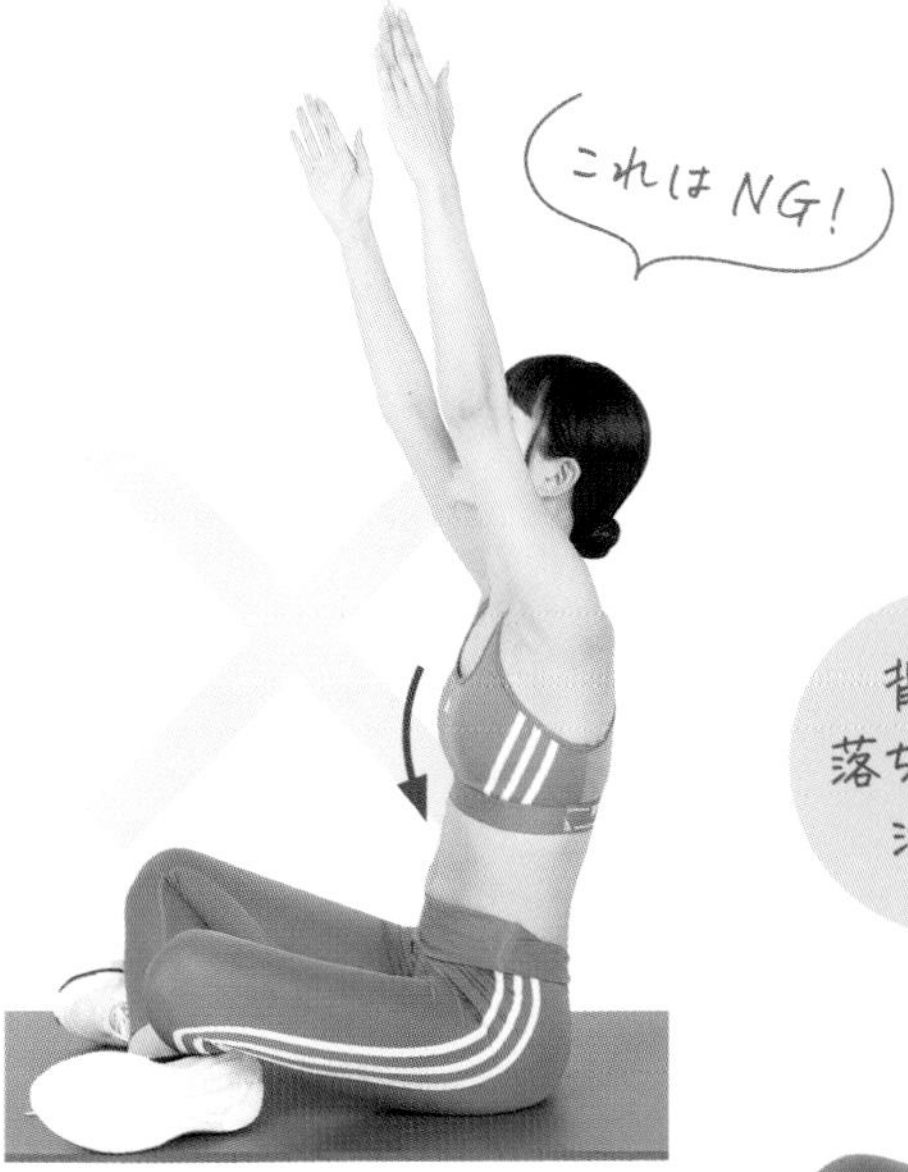

腕を上げたとたん、背中が落ち、下腹もゆるむ。

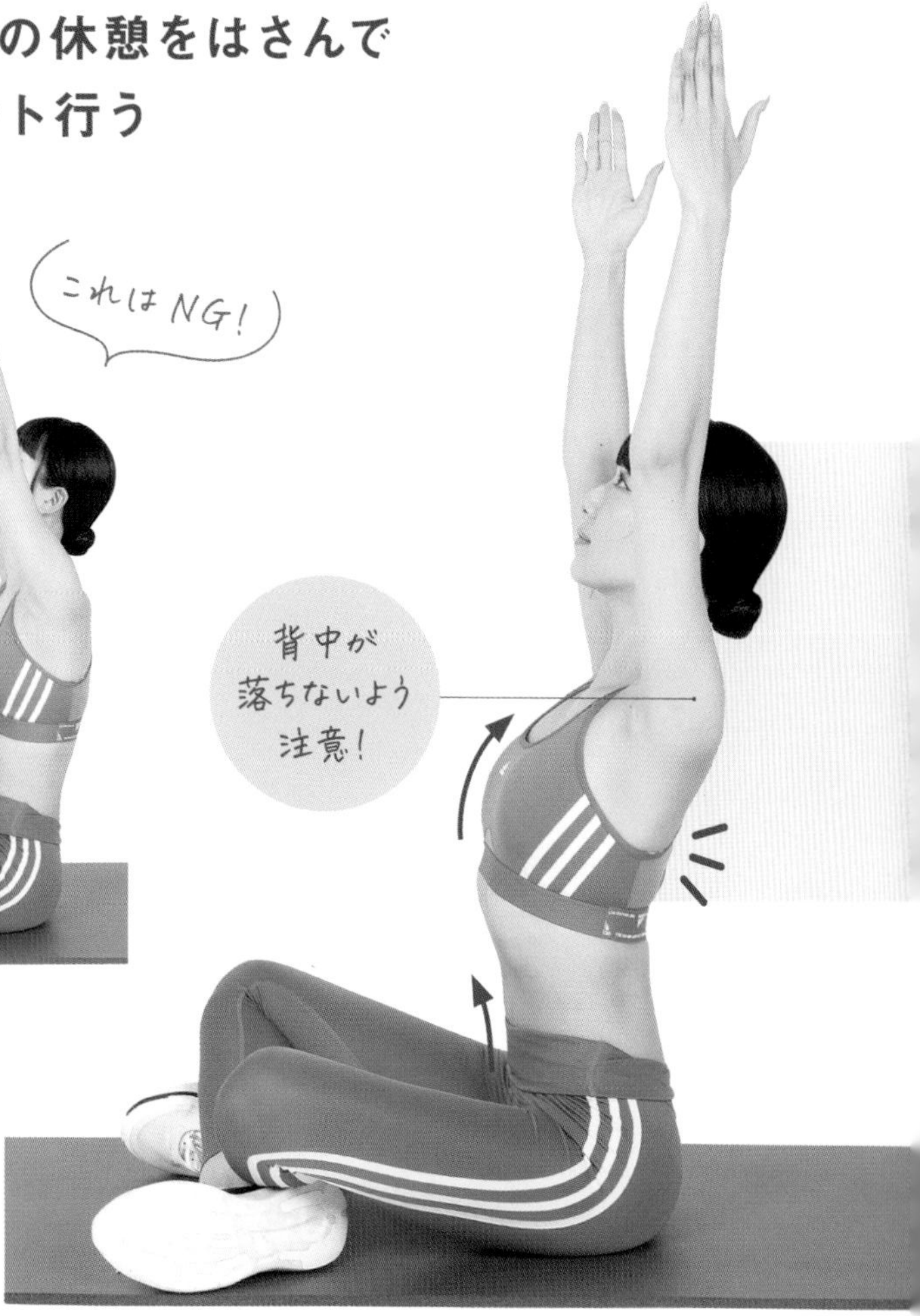

1の姿勢をキープしたまま、両腕を上げる。背中のスイッチを入れたまま。下腹もキュッと引き上げている状態。30 秒キープする。

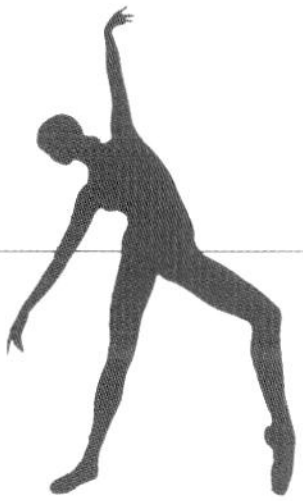

＼どうしても背中が落ちてしまう人はこちら！／

1

**片腕を先に上げてから
スイッチを入れなおす。**

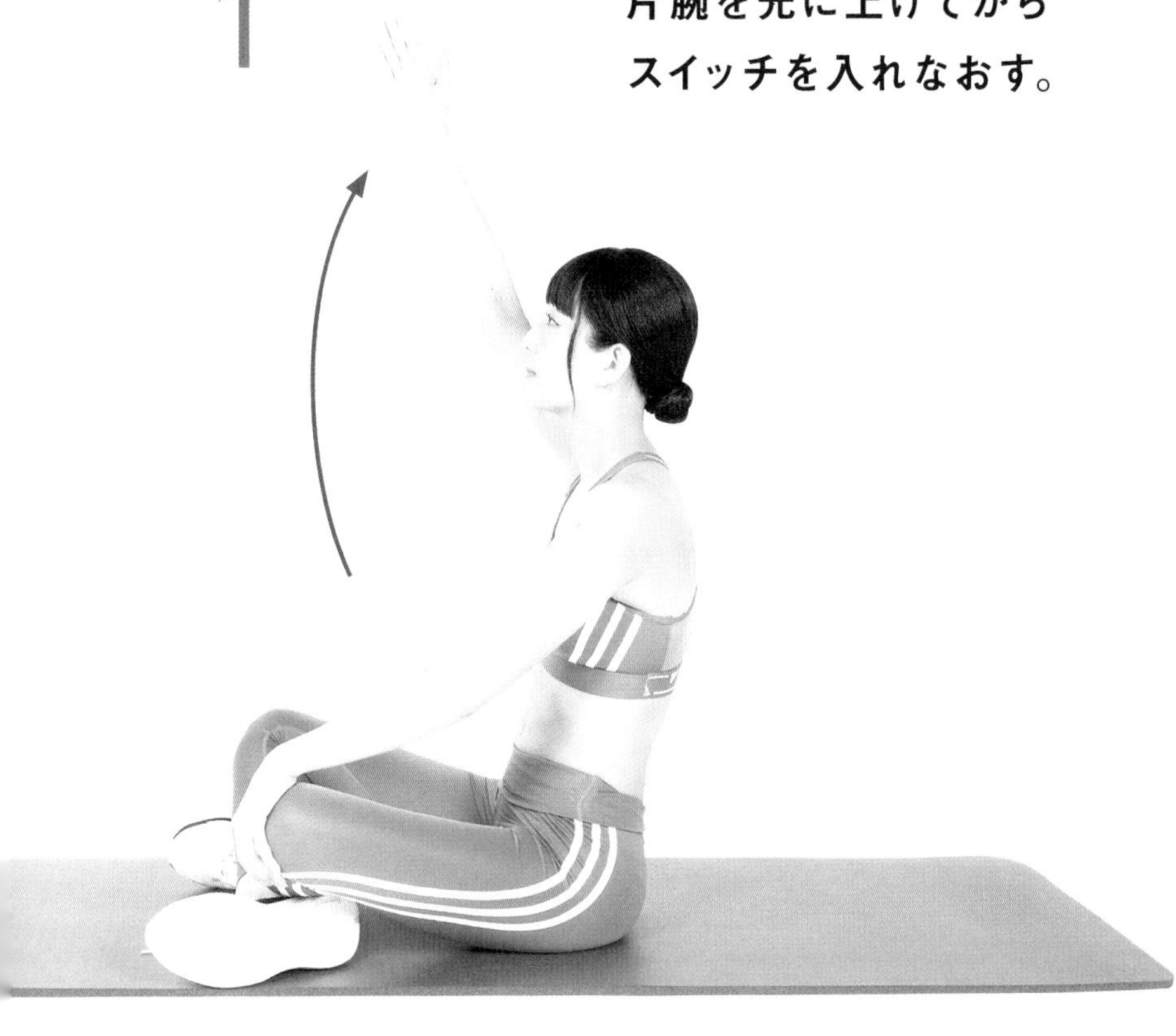

あぐらをかいて、片手をひざに、もう片方の
手を腕に上げる。息を吸う。

2

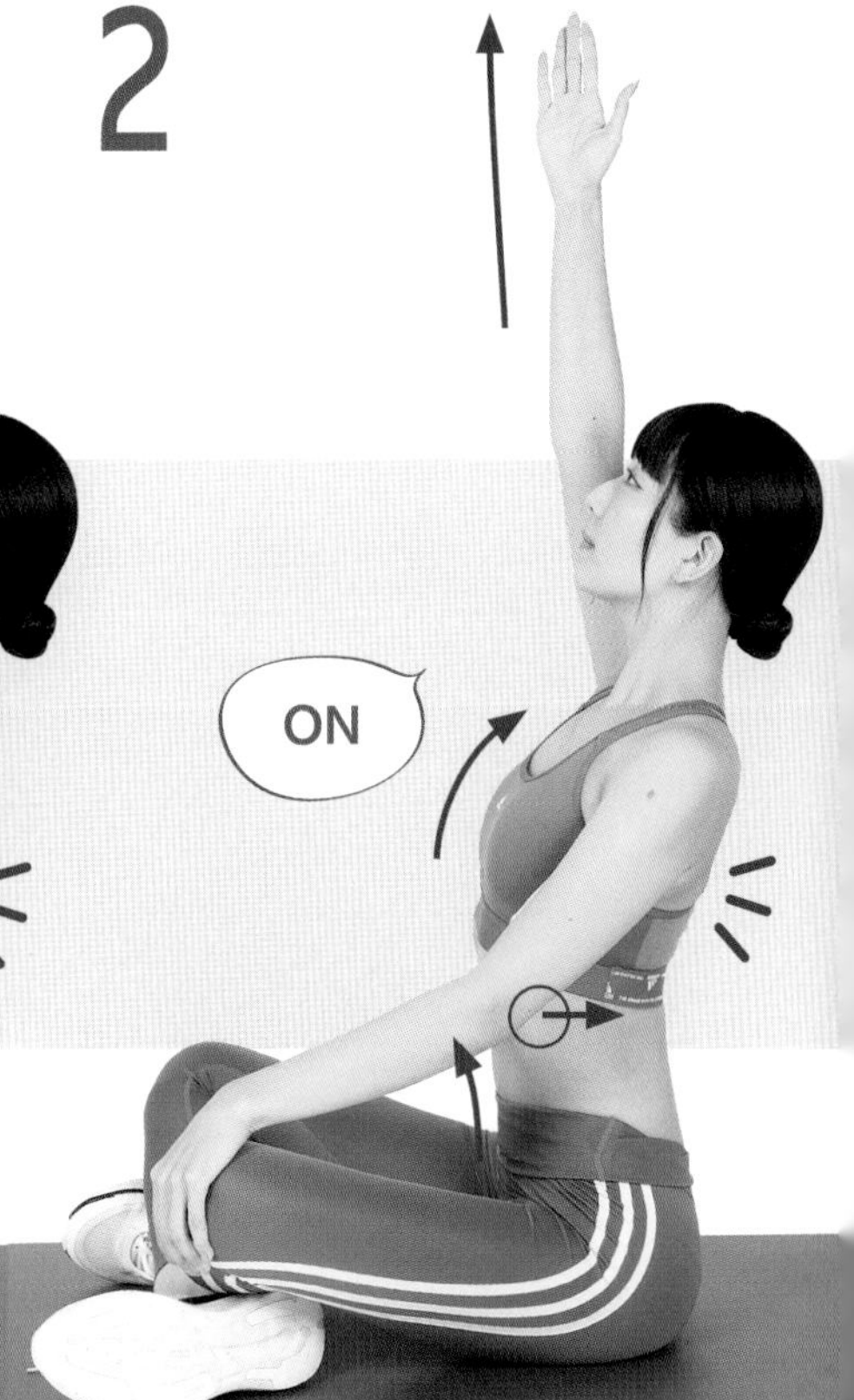

息を吐きながら胸椎伸展をして、背中のスイッチを入れながら、上げた手をさらにピンとまっすぐ伸ばす。下腹にキュッと力を入れて引き上げる。

3

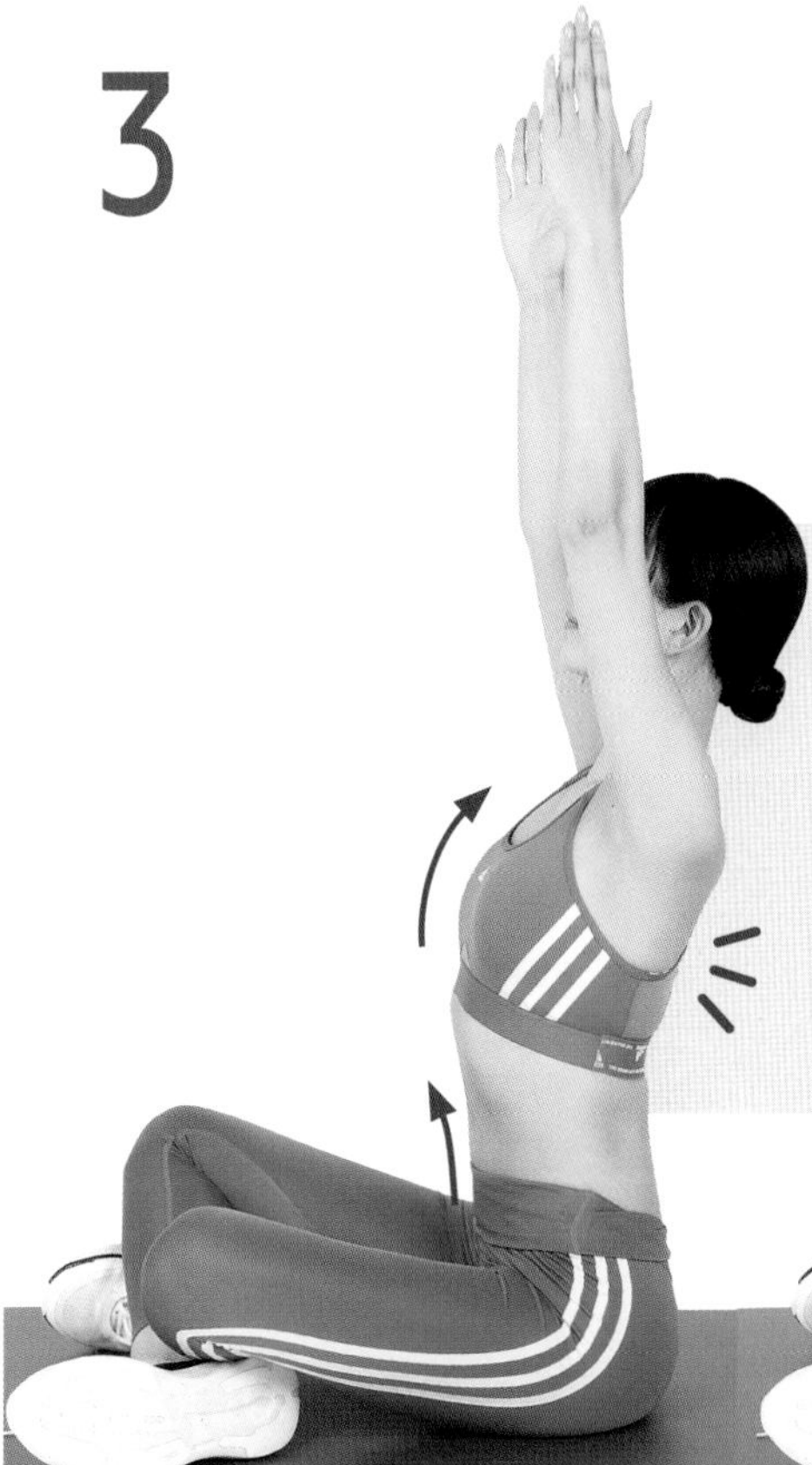

背中のスイッチを入れたまま、ひざに置いた手も上げる。
このまま 30 秒キープする。

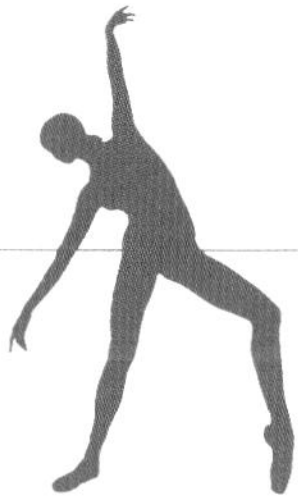

背中から腕上げ
あるある質問にお答えします！

Q12 あぐらをかいて背中のスイッチを入れると、内ももがつりそうになります

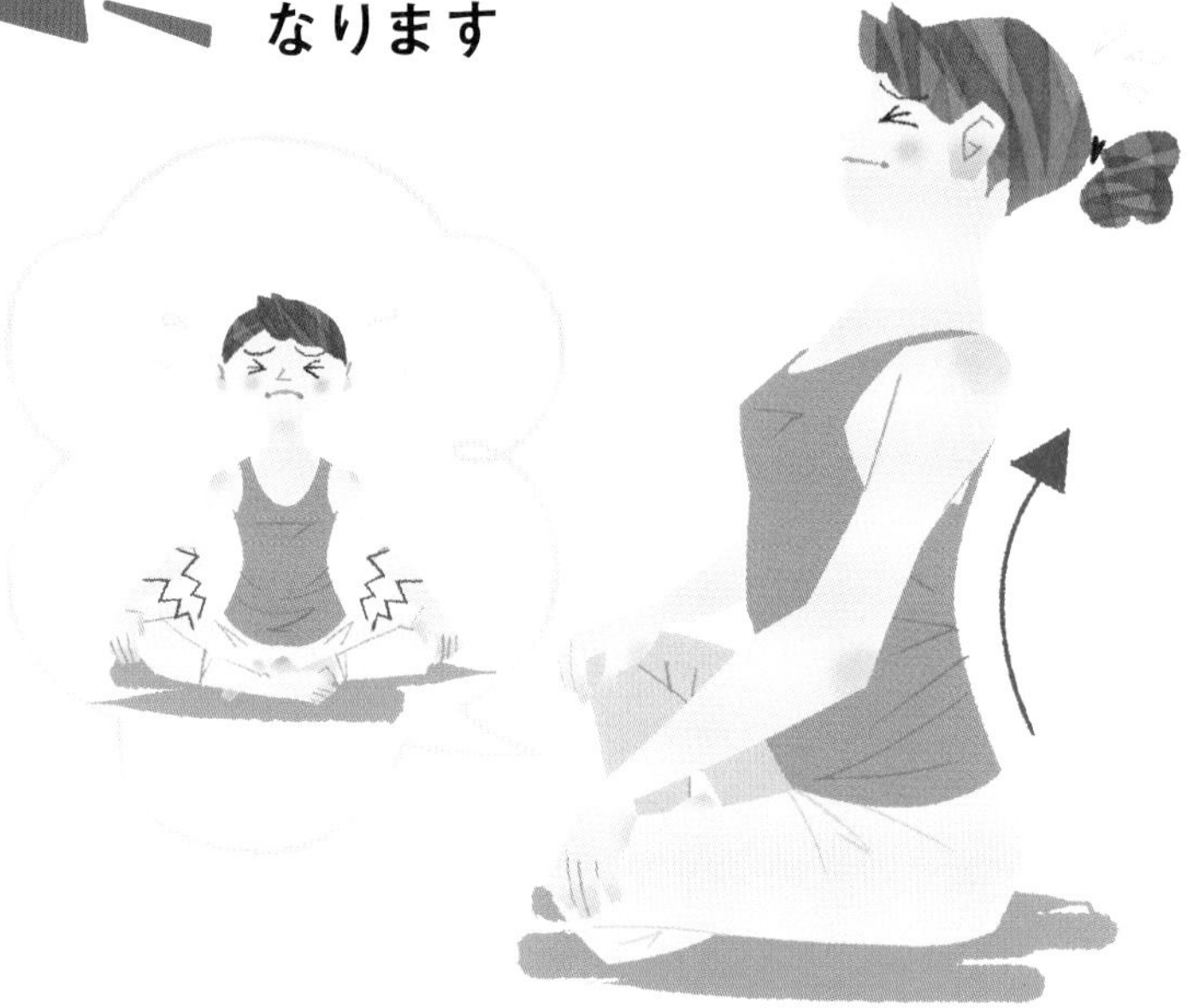

A12 普段座っているとき、ほとんどの場合、骨盤は後傾してます。
一方、「背中から腕上げ」の体勢は、普段の座る姿勢よりも骨盤を立たせた状態になります。骨盤を立てるためには内ももを使うので、筋肉がプルプルと震える人もいます。太もものつけ根にギュッと力が入ると、股関節を痛める原因になりかねないので、股関節の力を抜いた状態を保てるよう、息を吐いて、脱力を意識してみてください！

ちょっと小話

背中から腕を上げることを体が覚えれば いつまでも美しい姿勢でいられます

「腕を上げる」という動作は、普段、まったく必要ないし、何年もやってなかったという人もいらっしゃるかもしれません。

私たちバレエダンサーは、いわば胸椎伸展をした状態で両腕を上げ、胸椎の伸展と首の周りの筋肉で姿勢をキープすることがよくあります。女性のダンサーは、男性に持ち上げられたときは、笑顔でその状態を保ち、開脚まですることもあります。

細くて華奢であることを求められているのに、このキツさ……。

胸椎伸展は、日本のダンサーがあまりにも腰を痛める人が多いので発信を始めたのですが、日本に戻ってきて目についたのは、若い子たちの姿勢の悪さ。

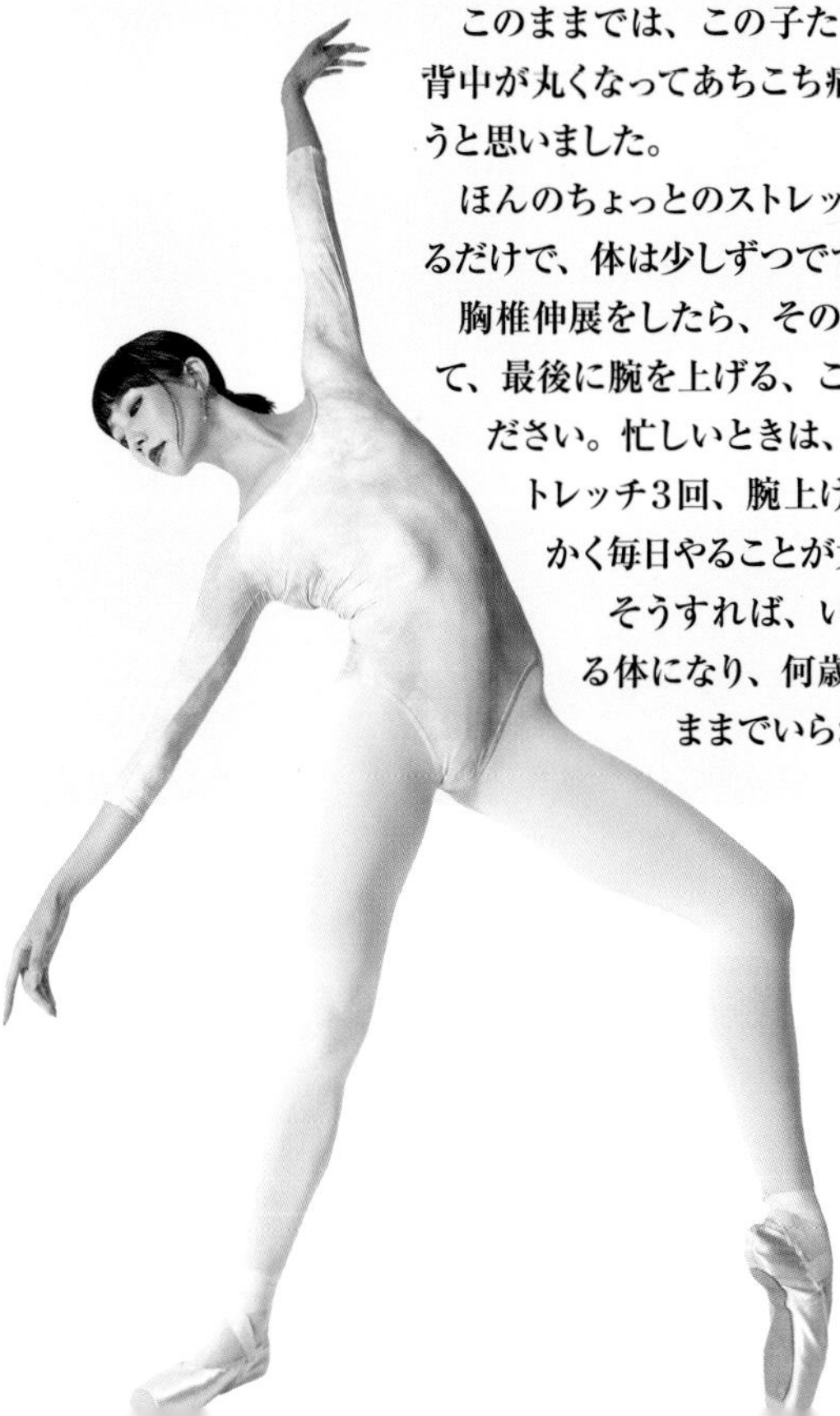

このままでは、この子たちが年を取ったら、絶対に背中が丸くなってあちこち痛いし、動かなくなってしまうと思いました。

ほんのちょっとのストレッチやエクササイズを継続するだけで、体は少しずつですが、大きく変わります。

胸椎伸展をしたら、そのままタオルストレッチをやって、最後に腕を上げる、この流れをぜひ習慣にしてください。忙しいときは、胸椎伸展を3分、タオルストレッチ3回、腕上げ１回でもいいいです。とにかく毎日やることが大切。

そうすれば、いつでも背中にスイッチが入る体になり、何歳になっても、美しい姿勢のままでいられます。

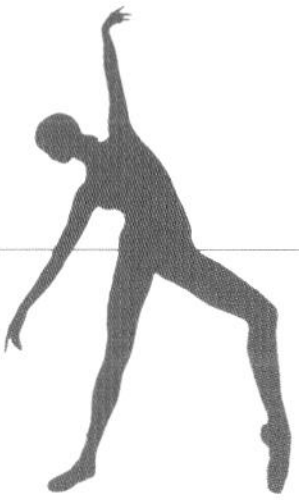

\ 腕上げエクササイズのメリット /

腕上げエクササイズを習慣にすると、「背中を使う」ことが身につきます。
歩くとき、座っているとき、思い出したときに背中から胸を突き上げることで、
全身のシルエットが重力に逆らって引き上がったフォルムに変わっていきます。

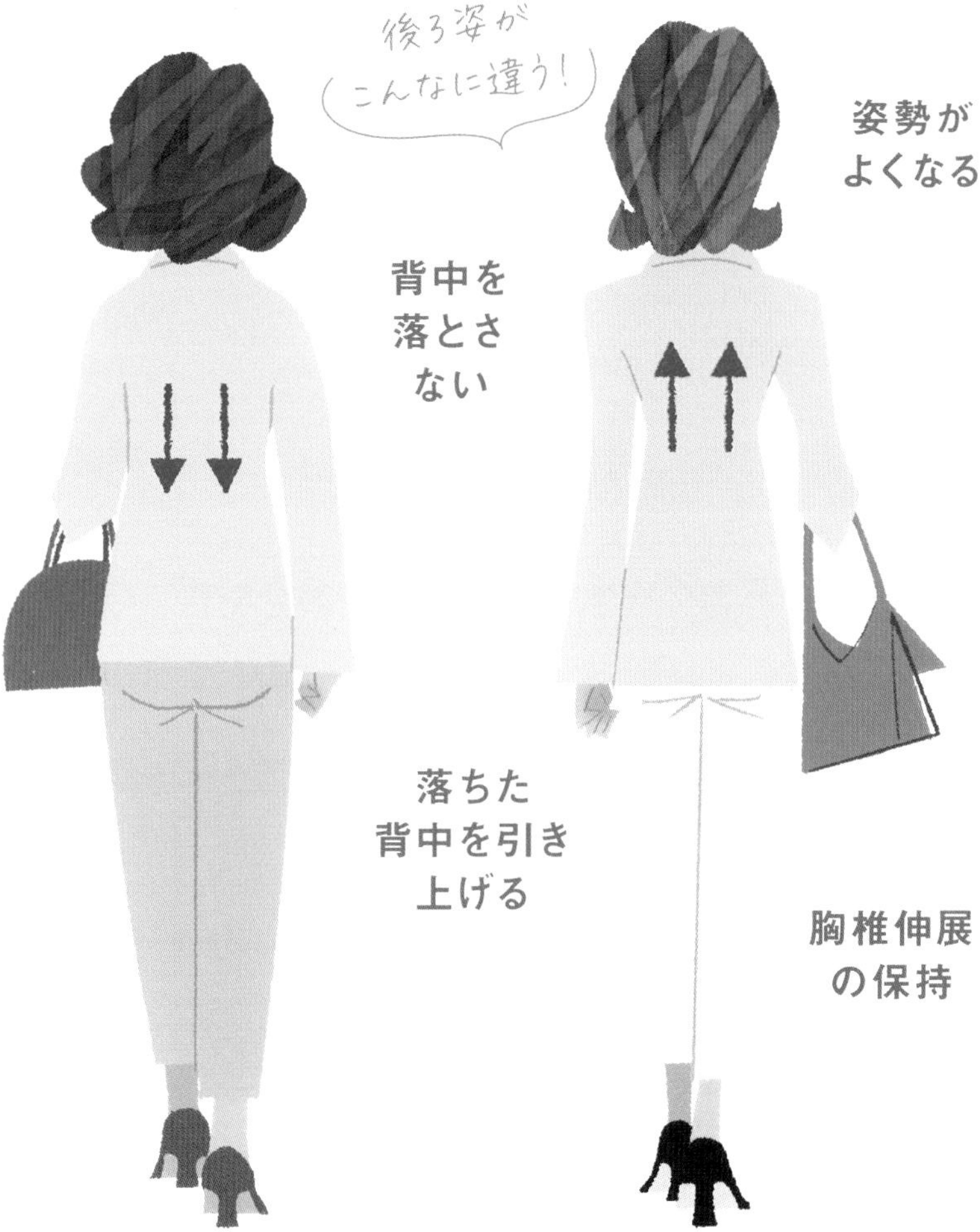
後ろ姿がこんなに違う!
姿勢がよくなる
背中を落とさない
落ちた背中を引き上げる
胸椎伸展の保持

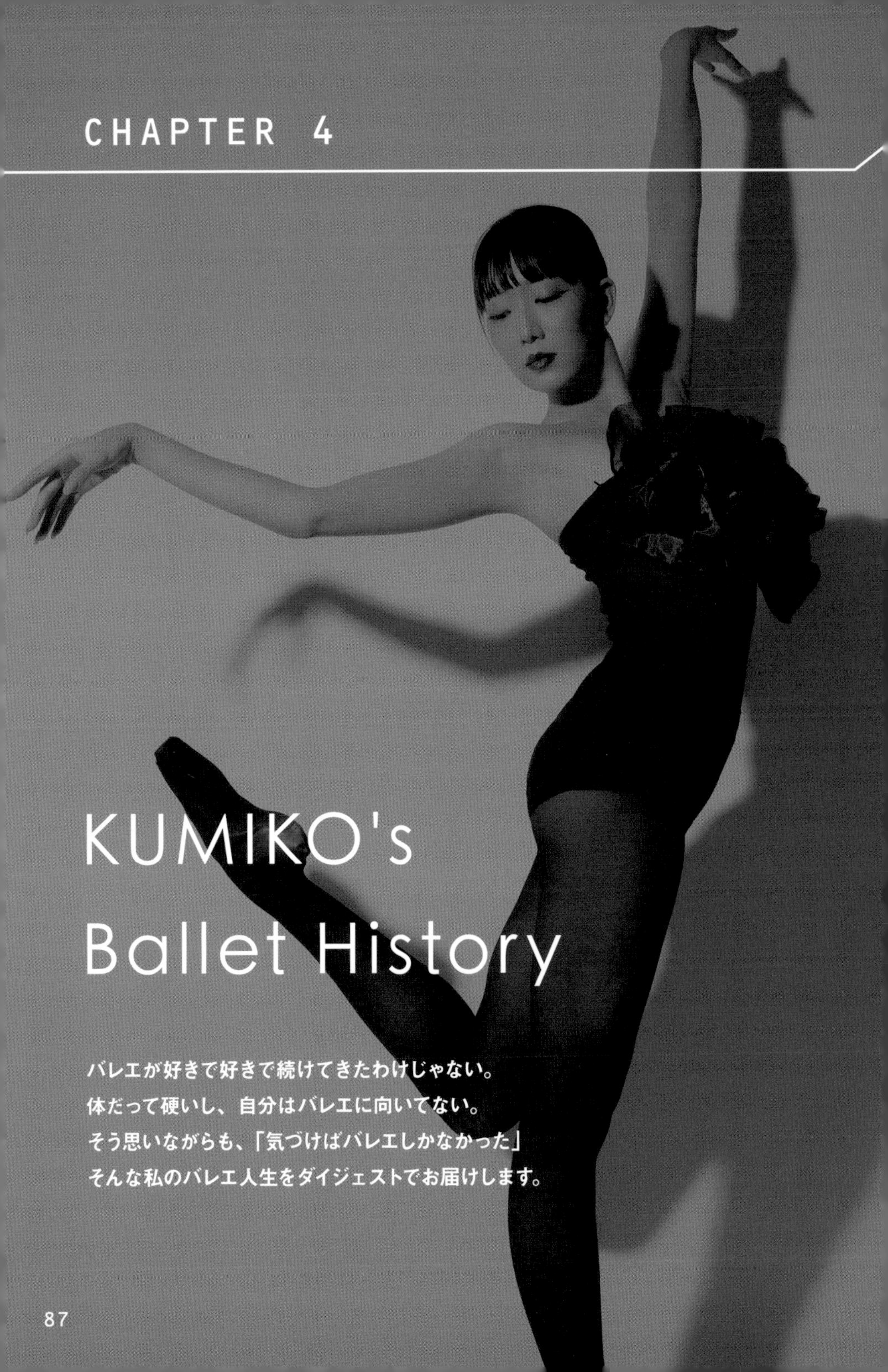

CHAPTER 4

KUMIKO's Ballet History

バレエが好きで好きで続けてきたわけじゃない。
体だって硬いし、自分はバレエに向いてない。
そう思いながらも、「気づけばバレエしかなかった」
そんな私のバレエ人生をダイジェストでお届けします。

8歳でバレエを始めて17歳でロシアへ

バレエを始めたのは、小学校2年生の8歳のとき。お友だちが先にバレエを習っていて、それについて行ったのが始まりです。

もともと踊るのは好きでした。今でも覚えているのが、幼稚園のお遊戯で、お星さまがテーマだったのでしょう。めちゃくちゃガチで、「お空にとどけ〜!」と思いながら踊っていました(笑)。

とはいえ、バレエのレッスンでは不真面目で。生徒みんなが先生の言うことを真剣に聞いてやっているのに、私は一人、バーにぶらさがって、まるでお猿さん……。

小さい頃から私は体が硬くて、例えば、床に座って開脚しても、90度くらいしか開きません。骨盤は後傾して腰が丸まってしまいます。母が私の手を引っ張り、父が後ろから押して、毎日、自宅でストレッチするのですが、もう半分、虐待ですよね(笑)。人から押されると、痛みって何倍も大きく感じるし。

そのほか、当時としてはまだめずらしかったピラティスやジャイロなどのボディワークや、体の力を抜くレッスンなど、母に言われるがままやっていました。

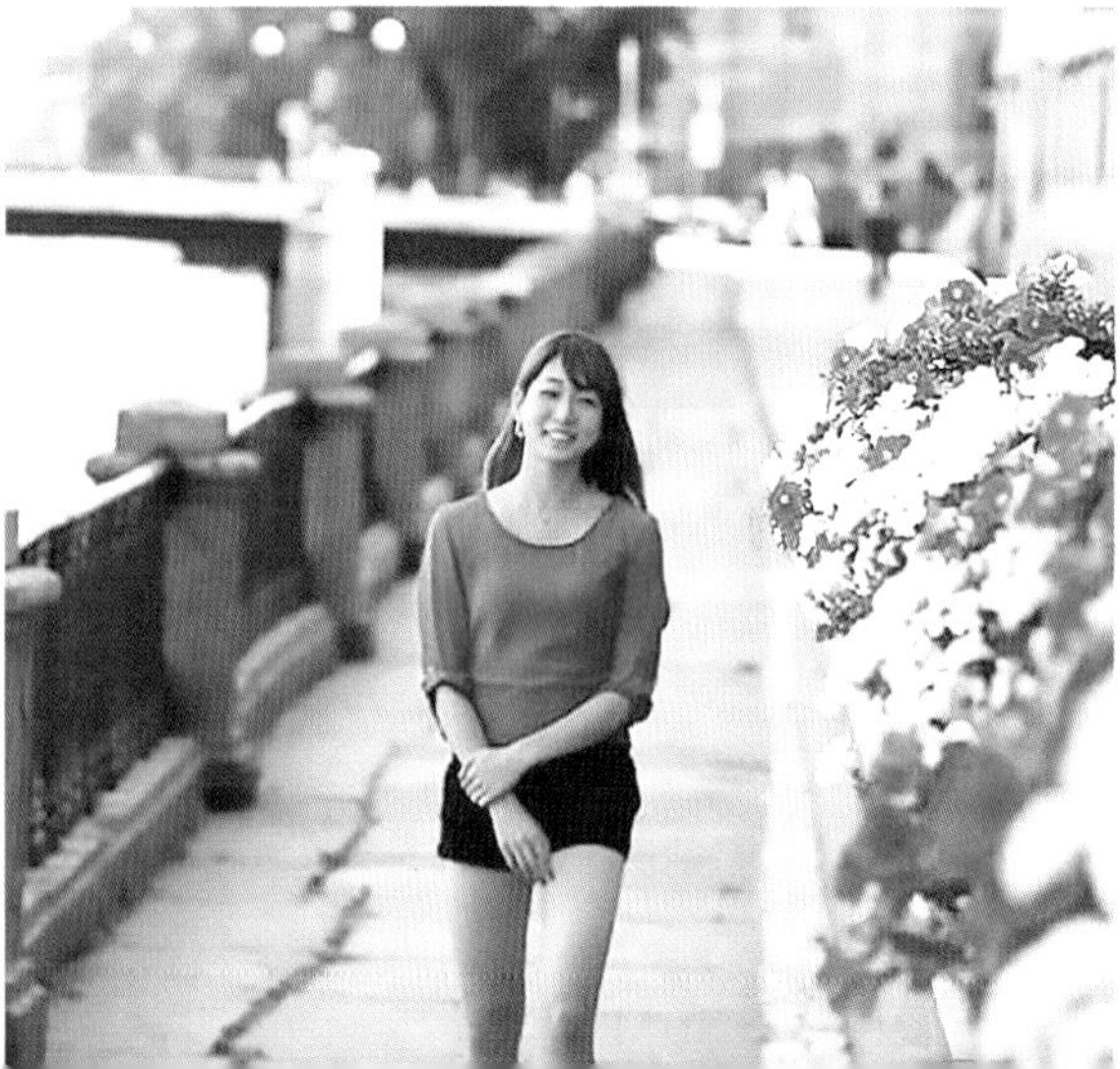

今でこそロシアも住みやすくなりましたが、最初に行った当時(2011年)はスーパーの牛乳にホコリがかぶっていた!

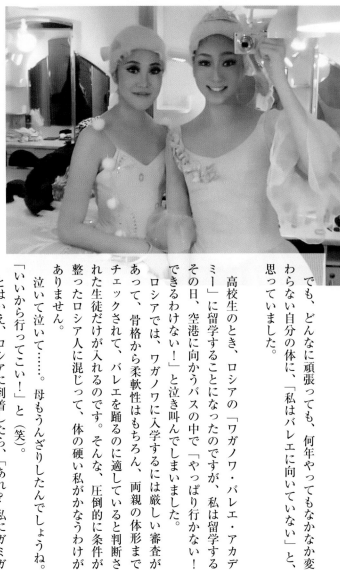

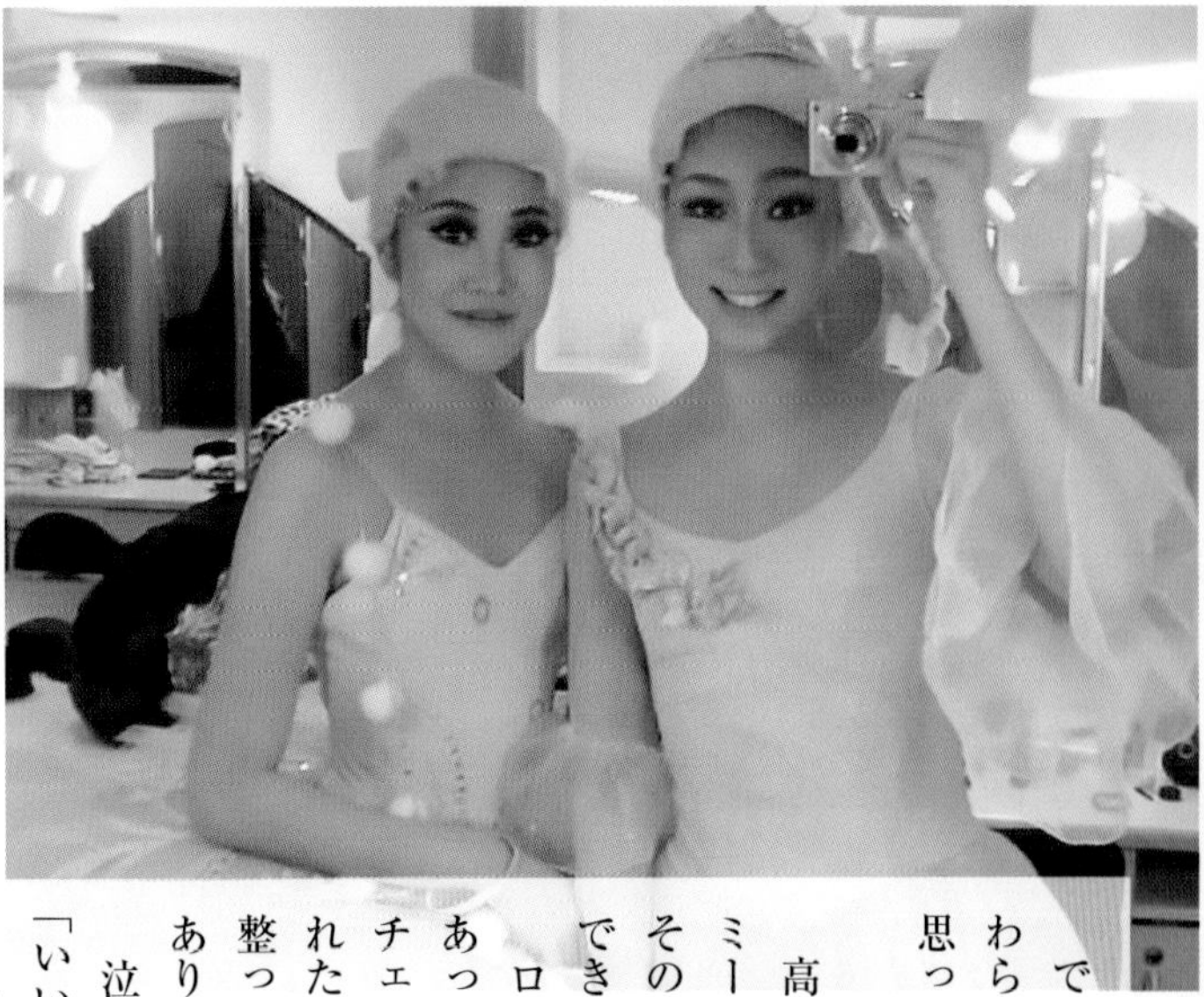

ワガノワ・アカデミー時代（右）

でも、どんなに頑張っても、何年やってもなかなか変わらない自分の体に、「私はバレエに向いていない」と、思っていました。

高校生のとき、ロシアの「ワガノワ・バレエ・アカデミー」に留学することになったのですが、私は留学するその日、空港に向かうバスの中で「やっぱり行かない！できるわけない！」と泣き叫んでしまいました。

ロシアでは、ワガノワに入学するには厳しい審査があって、骨格から柔軟性はもちろん、両親の体形までチェックされて、バレエを踊るのに適していると判断された生徒だけが入れるのです。そんな、圧倒的に条件が整ったロシア人に混じって、体の硬い私がかなうわけがありません。

泣いて泣いて……。母もうんざりしたんでしょうね。「いいから行ってこい！」と（笑）。

とはいえ、ロシアに到着したら、「あれ？ 私にガミガミ言う人が誰もいない」と気づき、急にスイッチが入ったんです。

「もうやるしかない」と、そこで覚悟を決めました。

あのとき、私のバレエ人生が本当にスタートしたような気がします。

夢のまた夢だったマリインスキーへ

当時のワガノワでは、ロシア人生徒と留学生はクラスが一緒でも、ロシア人生徒は年に数回の定期公演があるのに、留学生は年に1回しかありませんでした。ありがたいことに、私はロシア人生徒で行われる定期公演に、留学中の2年間ずっと出演し続けることができました。

卒業が間近になると、多くの生徒たちは自分の踊っているビデオテープを何十というバレエ団に送って、就職活動をするのですが、私は一社しか就職活動をしませんでした。

というのも、ワガノワの卒業試験は事実上の国家試験で、ロシアの名だたるバレエ団のディレクターが見に来て、スカウトするのを知っていたからです。

自分はこの2年間、最大限の努力をし続けてきたけど、ここで誰の目にも留まらないようなダンサーなら、もう潔く諦めよう。そう思っていました。

後日、マリインスキーからスカウトされた生徒の名前が廊下に貼り出されて、自分の名前を見たときはものすごく驚きました。夢のまた夢というか、憧れることすらできなかった遠い場所だったので、あまりの興奮にその日はそのままレッスンにも出ず、母に電話したこと以外は記憶がないくらいです（笑）。

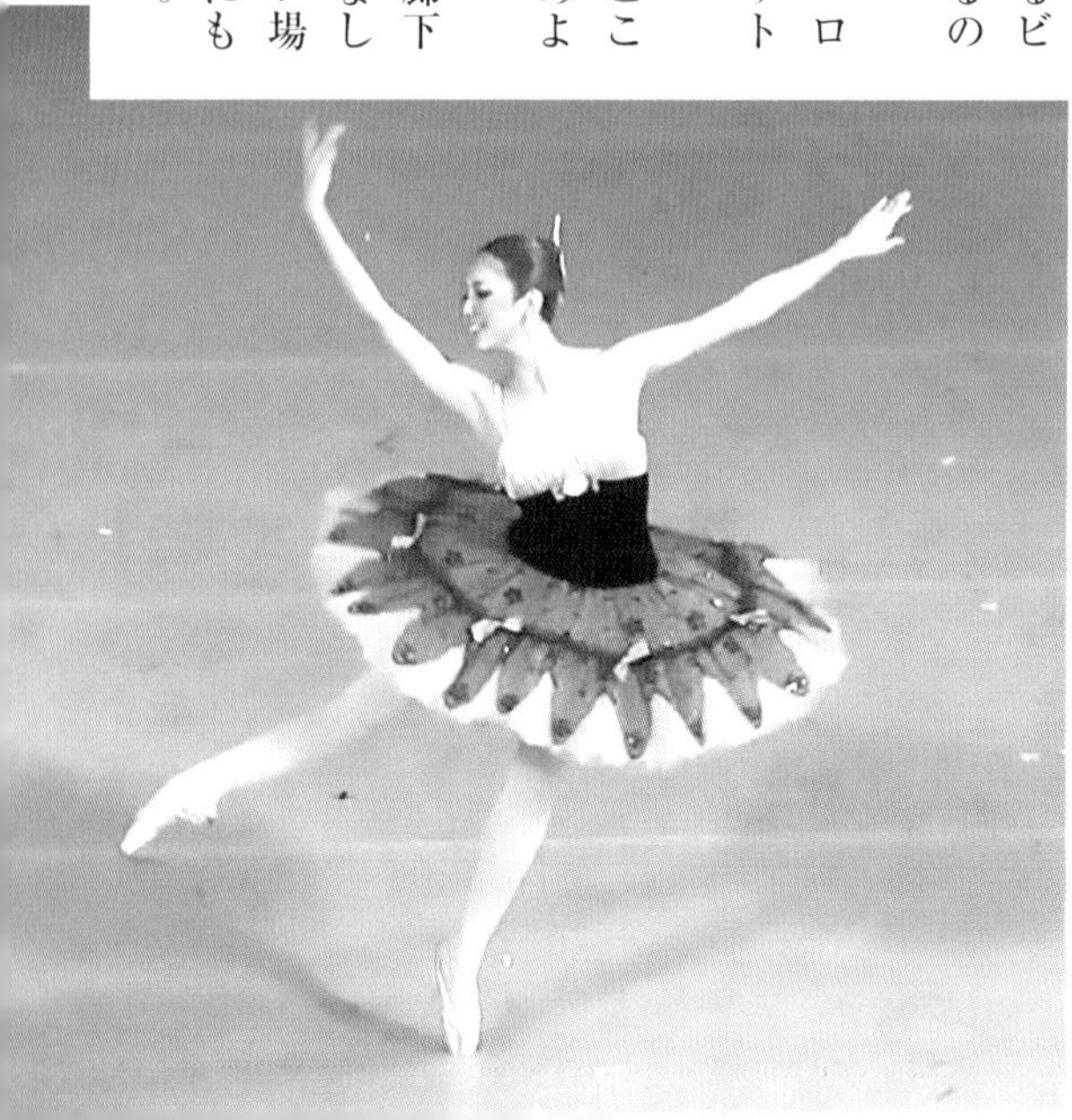

マリインスキーでの「ドン・キホーテ」の舞台。ヴァリエーション（ソロ）を踊る

貧血からうつ・パニック障害に苦しむ

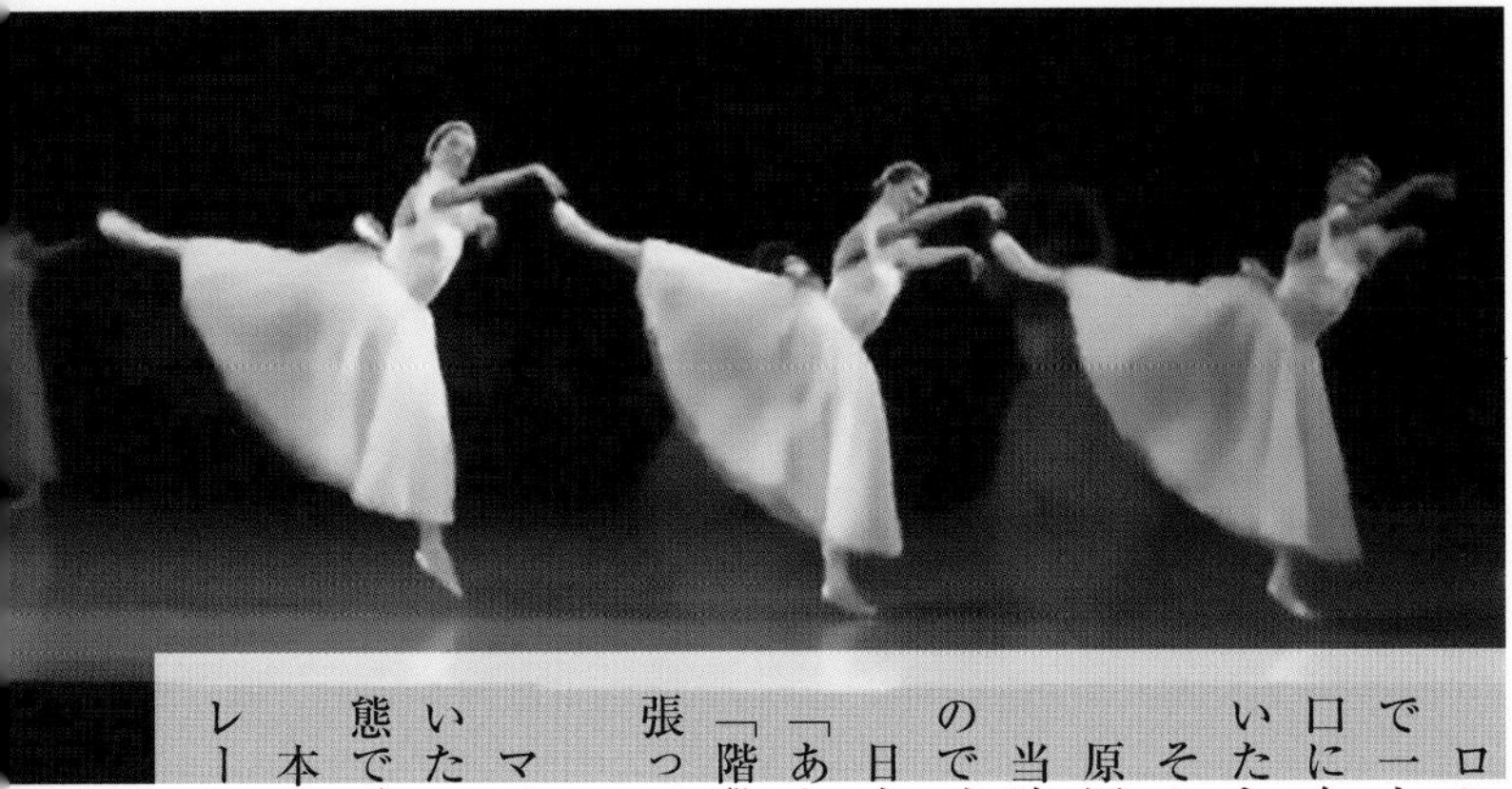

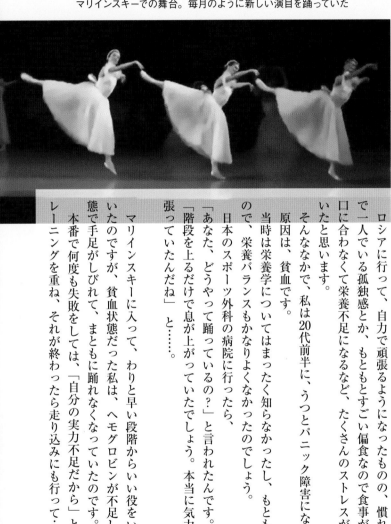

マリインスキーでの舞台。毎月のように新しい演目を踊っていた

とはいえ、やっぱりこれで「めでたしめでたし」ではなくて。

ロシアに行って、自力で頑張るようになったものの、慣れない外国で一人でいる孤独感とか、もともとすごい偏食なので食事がまったく口に合わなくて栄養不足になるなど、たくさんのストレスが積もっていたと思います。

そんななかで、私は20代前半に、うつとパニック障害になりました。

原因は、貧血です。

当時は栄養学についてはまったく知らなかったし、もともと偏食なので、栄養バランスもかなりよくなかったのでしょう。

日本のスポーツ外科の病院に行ったら、

「あなた、どうやって踊っているの？」と言われたんです。

「階段を上るだけで息が上がっていたでしょう。本当に気力だけで頑張っていたんだね」と……。

マリインスキーに入って、わりと早い段階からいい役をいただいていたのですが、貧血状態だった私は、ヘモグロビンが不足して酸欠状態で手足がしびれて、まともに踊れなくなっていたのです。

本番で何度も失敗をしては、「自分の実力不足だから」とつらいトレーニングを重ね、それが終わったら走り込みにも行って……。

今なら、貧血が原因だったのだから、それは逆効果だとわかりますが、当時はわからなかったから、苦しまなくてもいい思いをずいぶんしたと思います。

これまでは、自分を追い込んだぶん、成長や変化を感じられていたから、つらくても楽しめていたと思います。頑張れば頑張るほど自信がなくなっていくあの日々は、今思い出しても涙がこぼれることがあります。

そんなつらい時代を支え続けてくれたのは、母でした。母がメンタルケアの勉強をして、遠隔でサポートしてくれていたのです。とはいえあの時代、Ｗｉ-Ｆｉの電波状況もひどく悪くて、途中でブチっと通信が切れたりしていました。

切羽詰まったときはバカ高い電話代を払って国際電話。通勤のバスに乗って、おいおい泣きながら「久美はバレエ向いてない！」って叫んでました。

ロシアから国際電話がかかってくるたび、きっと母はため息が出ていたんじゃないでしょうか（笑）。

こうしてロシアでは、さんざんもみくちゃにされてバレエと向き合っていました。他人と比較すれば、自分の個性や強みや弱み、自分がどういう人間かが見えてくるようになります。バレエをうまく踊るために、これまでの価値観をどんどん変えていったのもこの頃でした。

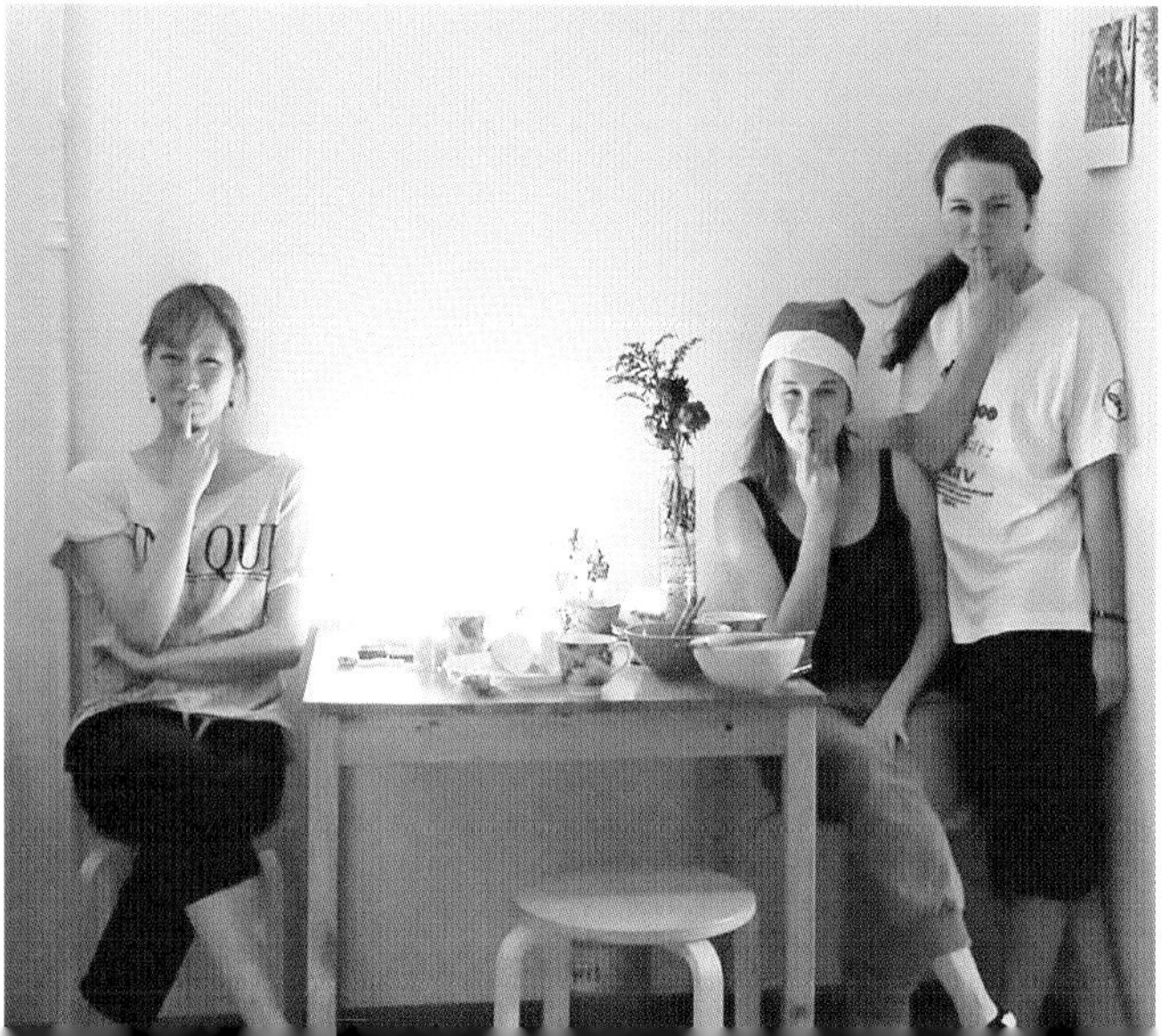

人生の親友ともロシアで出会う！7年間ルームメイトだったネーリさん（右）、マリーナさん（中央）と久美子さん（左）

つらいこともたくさんありましたが、世界でもトップレベルのバレエ団に身をおいたことで、バレエに対する考え方やトレーニングの方法を構築できるようになったのは、とても大きな経験になったと思います。

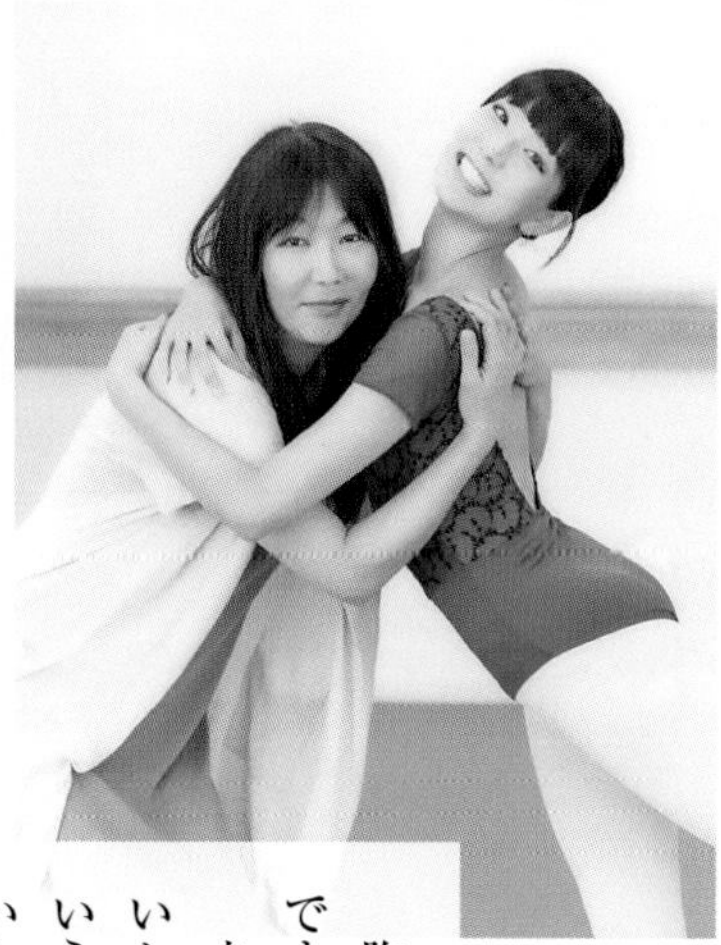

「どんなときでも支え続けてくれた母。今の私があるのは母のおかげです！」

胸椎伸展を発信した理由

胸椎伸展を考案して、SNSで発信したのは、ロシアにいるときです。当時は、バレリーナ向けに発信しました。

本当は、自分が考案したメソッドは誰にも教えたくないと思っていたのですが（笑）、これだけは黙っていられなかったんです。というのも、日本のバレリーナには、ひどい腰痛持ちがあまりにも多いから。

私自身が、胸椎伸展をやって腰痛がなくなった一人です。しかも、踊りが圧倒的に変わったので、絶対にいいストレッチだからやってほしいと思って、「腰痛改善」と大々的にサムネイルに書きました。反響も大きくて、帰国後、プロのダンサーの方々から「あれ、やってます」と、たくさんの声をいただいています。お役に立てて、うれしく思っています。

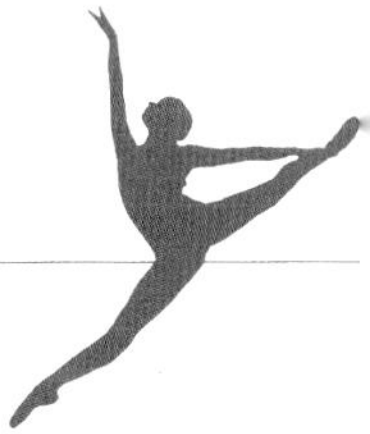

日本に帰国、そしてレッスンを開始

3か月も寝たきり状態に……

2020年、世界中でコロナが流行りました。

私もロシアでコロナにかかり、その後、熱が下がっても、自力でお水一杯を取りに行けないほど体が弱ってしまいました。

座っているだけで腰が痛み、5分と座っていられないのです。痛みで呼吸は乱れ、過呼吸やパニック症状も出ました。このままではどうにもならないと意を決して、這《は》うようにして日本に戻ってきたのです。

最初の3か月は、母による完全介護のもと、トイレのとき以外は寝たきりで過ごしました。その後、歩けるようになっても、指、手首、首、ひざ、かかとなど、関節のすべてが痛み、肌はシーツがこすれるだけでも痛みを感じていました。

病院では、「線維筋痛症《せんいきんつうしょう》」と診断されました。体の広範囲にわたって痛みが出て、強いこわばりとともに激しい疲労感や不眠、頭痛、うつなど、さまざまな症状を伴う原因不明の病気だそうです。

寝たきりで過ごすベッドの中で、(もしかしたら、もう踊れないかもしれない……)、そんなことを思いながら、(こういう器具を作ったら、日本のバレエをやっている人たちに役立つな)と、寝ながらスケッチを描き始めました。それが、今、作成中の「甲《こう》出《だ》し器具」です。同時に、エクササイズによって足の甲を出す「足づくりレッスン」の構想も練り始めました。

海外でバレエをしていると、「日本人は足先がきれいじゃない」「足が弱い」ということをよく聞きます。これは、日本人は甲がきれいに出ていないというのが理由の一つなのですが、日本流の「甲出し」法は、足に負担をかけるうえにあまり改善しないやり方なので、いつも「そうじゃない」と、私は思っていました。

同時に、正しく効果的に甲を出す方法を、私はきちんと教えられる、そう思いました。

体が少し回復して、なんとか起き上がれるようになったら、すぐに器具を作ってくれそうな工場に連絡して、会いに行きました。いいご縁に恵まれ、甲出し器具を作ってもらえることになると、今度は、生徒さんが確実に効果を出せるレッスンを始めてみることにしたのです。

それから2年がたちます。

ありがたいことに、これまで２０００人以上の生徒さんを見させてもらい、２０２３年からは、オンラインバレエ学校も開校しました。

体が痛くて動けないときでもレッスンを続けてこられたのは、生徒さんたちの真摯な姿と、熱烈な感謝の言葉をたくさんいただき、大きなやりがいを感じたからです。

これまで全然足の上がらなかった生徒さんが、頭上高く足を上げている写真や動画をＳＮＳなどで公開してからは、大きな反響をいただくようになりました。それを見たプロのトップダンサーが、今では私のレッスンに来てくれています。

小学生を指導中の様子。「最近は、体の条件に恵まれている上に熱心な子が多いです！」

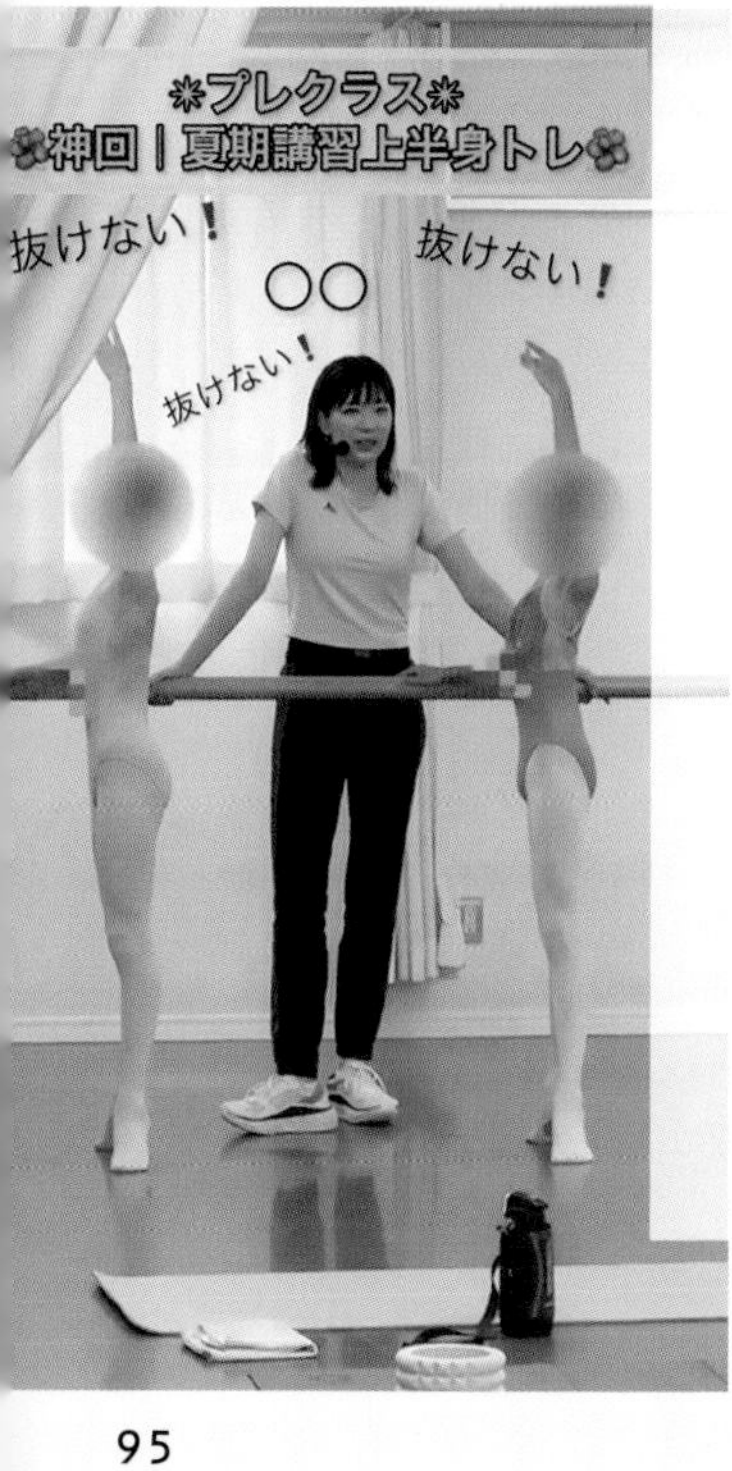

体調もかなりよくなり、今では薬もほとんど飲んでいません。とはいえ、ときどきは体調がいまひとつの日もあります。

そんなとき、私を助けてくれるのが胸椎伸展です。症状が出そうなときは、必ず背中がこわばっていて、ムカムカするのですが、フォームローラーを背中に当ててコロコロと動かしていると、落ち着いてきます。

体調をコントロールする手段があると安心するし、継続するうちに、具合が悪い時間がどんどん短くなっているのを自覚します。乱れていた自律神経が、整っていくのでしょう。

もう、胸椎伸展なしでは生きていけません（笑）。

胸椎伸展は、一石十鳥の効果があるので、朝起きて白湯を飲むくらいのつもりで、ぜひルーティーンにしてやってほしいと思っています。やれば必ず、その日は美しい姿勢で過ごせるようになります。それが積み重なれば、人生も変わります！

「継続は力なり」です。1日のうちのたった10分を、将来の自分のために使ってみてください。

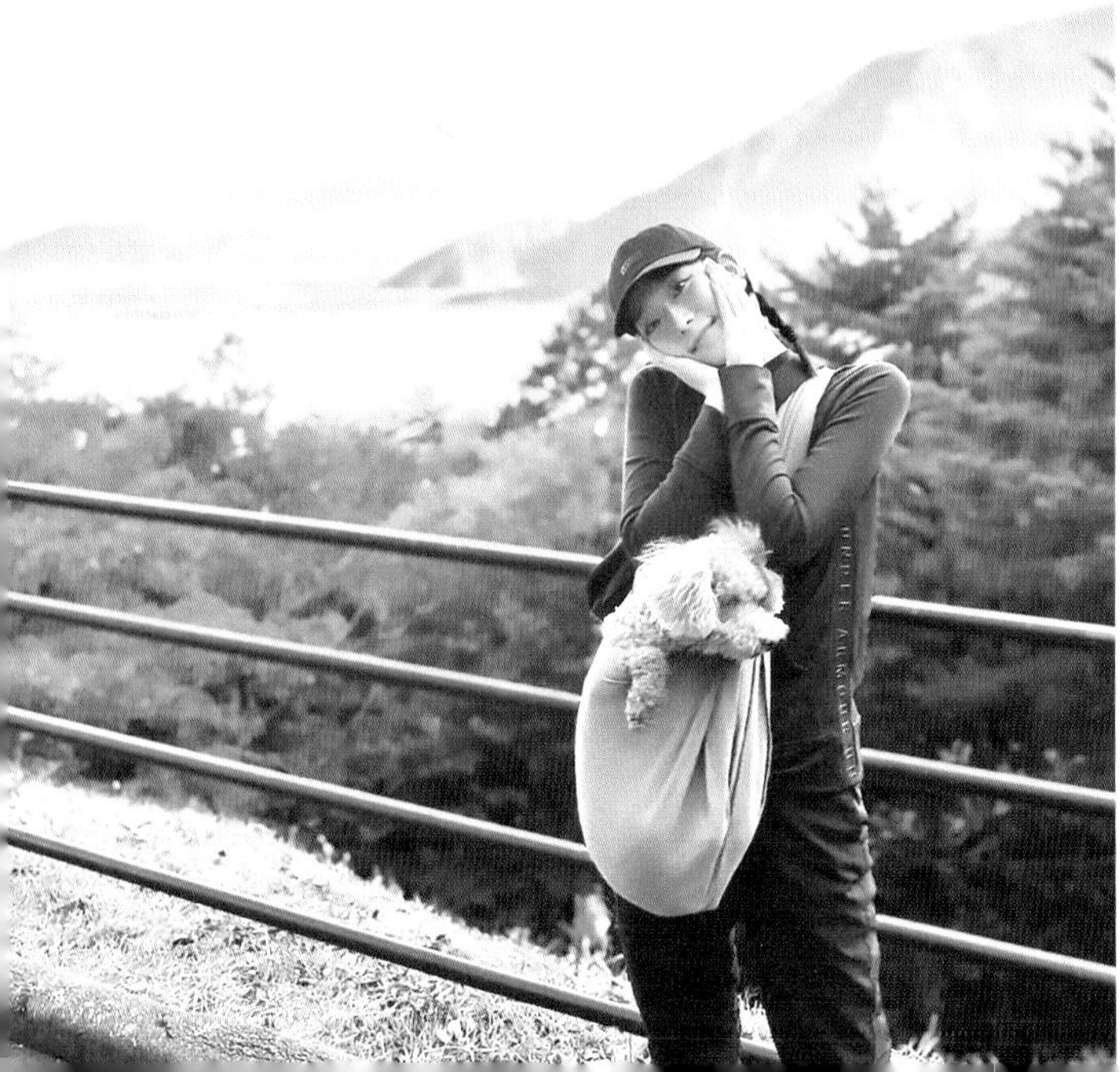

愛犬ハピと一緒に山梨県へ家族旅行に。美しい自然に囲まれハッピー！

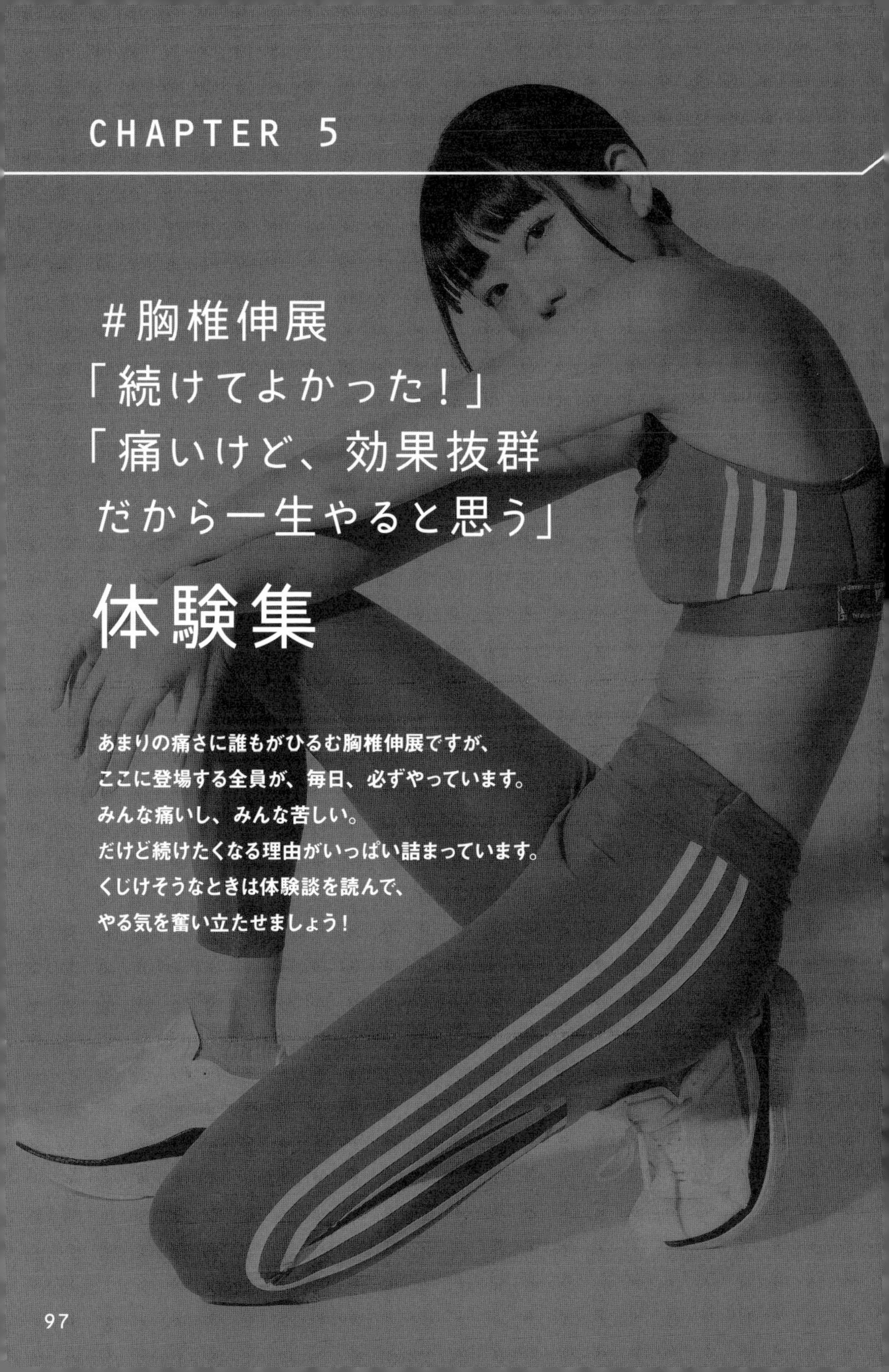

CHAPTER 5

#胸椎伸展「続けてよかった！」「痛いけど、効果抜群だから一生やると思う」体験集

あまりの痛さに誰もがひるむ胸椎伸展ですが、
ここに登場する全員が、毎日、必ずやっています。
みんな痛いし、みんな苦しい。
だけど続けたくなる理由がいっぱい詰まっています。
くじけそうなときは体験談を読んで、
やる気を奮い立たせましょう！

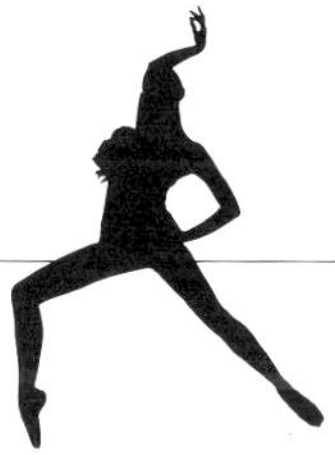

ねこ背と巻き肩が胸椎伸展で大改善！ お尻までプリっと上がった

会社員・48歳
佐々木千春

「体が劇的に変わるよ」と友人に言われ、胸椎伸展をやってみたのは2か月前のことです。

　このときは、わずか3分でしたが、終わった後、呼吸がしやすくなっているのと、ねこ背とストレートネックが、若干ですが、よくなっている気がしました。

　そして、その翌週。

　今度は10分やってみることにしたのです。

　3分と10分では大きな違いです。息がうまくできないし、両腕を上げて頭の下で手を組むのもきついし、首の辺りも痛みでつらいのなんの……。なんとか10分終えたときは、痛みで、フォームローラーをどうやって外せばいいのかがわからないくらいでした。

　だけど、ヨレヨレの状態になって起き上がったとき、心底、驚きました。

「あれ？　私、背がすっごい伸びてる！」

　先ほどとは目線の高さが違ってます。丸まっていた背がシャキッと伸びたのでしょう。まぶたのむくみが取れて、目もパッチリ開いています。

　その日は一日中、意識しなくても、いい姿勢の状態でいられたのです。それから毎日、私は夜寝る前に10分、胸椎伸展を行うようになりました。

―「寝るだけでいい」というのがいい―

　胸椎伸展を始めて最初の3日くらいは、息をするのもいっぱいいっぱいで、かなりつらかったです。それが、ちょっとずつですが、お尻が床に着くようになり、呼吸もラクになってくると、気持ち的にも、「私、頑張ってるな」と思えるようになりました。

仕事で一日中パソコンを操作しているので、肩こり、腰痛、目の疲れが慢性化しているのですが、胸椎伸展をやってから寝ると、体をリセットできるのです。

私はひどいねこ背と反り腰で、以前は、仰向けに寝ると肩が床に着かなかったし（！）、腰の辺りもこぶし1個分くらい空いていました。それが今は、肩が床に着いて、腰の辺りも手のひら1枚分ほどしか空いていません。

そのほか、長く歩いても疲れなくなりました。以前の私は、長時間歩くと腰の辺りがだるくなっていたのですが、先日、旅行で2万5000歩も歩いたにもかかわらず、腰が痛くなることはありませんでした。

胸椎伸展のすばらしい点はたくさんありますが、私が気に入ってるのは、「寝るだけ」という点です。動作を覚える必要もなく、寝転ぶだけでこんなに効果が得られるなんて、本当にありがたいです。

おかげでちゃんと継続できているどころか、1泊の出張などでフォームローラーがないときは、ホテルの枕を丸めて「やらないよりはまし」と、胸椎伸展をやるようになっています。

運動音痴で体も硬く、運動不足の私が、この年齢で去年よりも体が動かしやすくなっているなんて、奇跡です。これからも続けて、巻き肩とねこ背を完璧に治していきたいと思います。

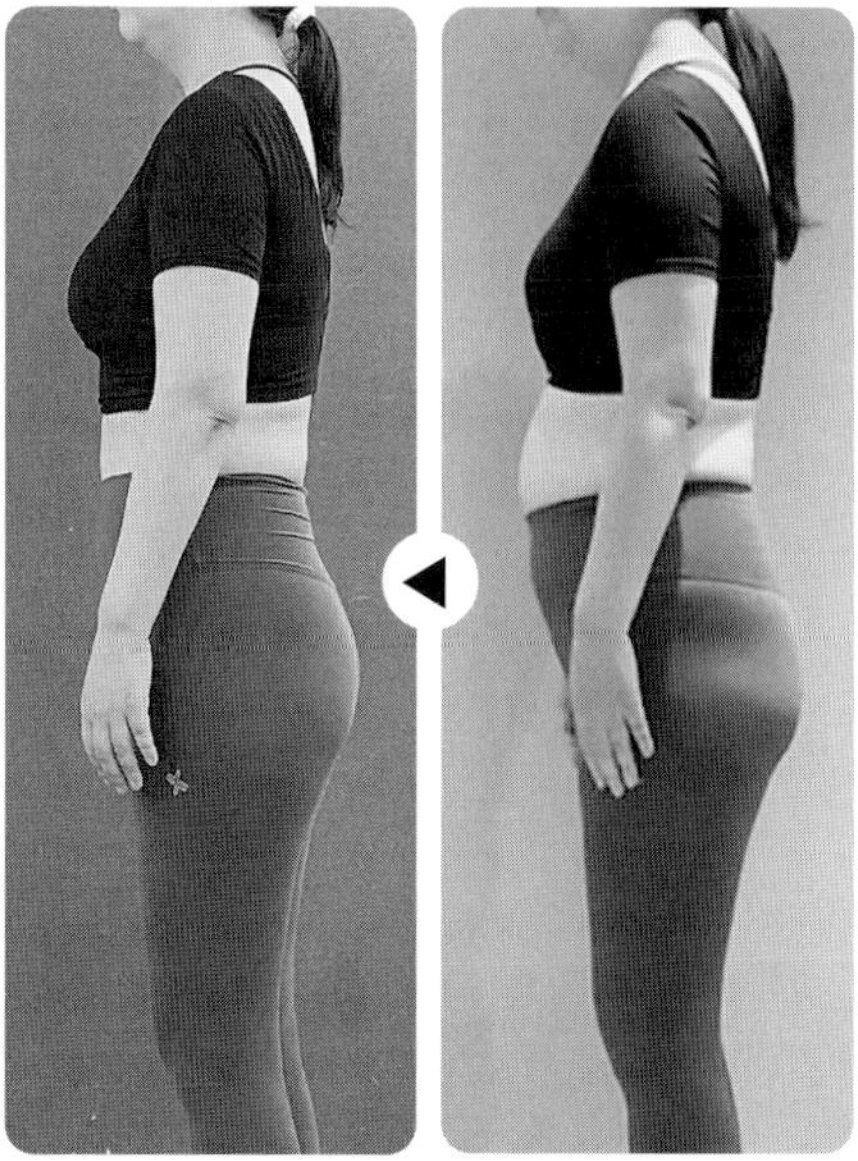

全身が引き締まりおなかもへこんだ！
下がっていたお尻もアップした

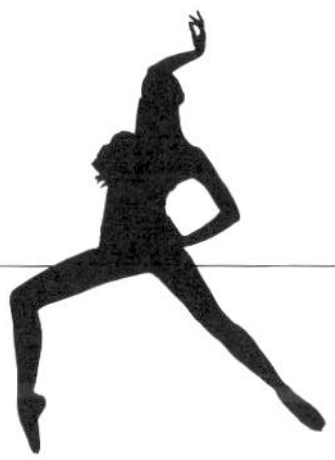

胸椎伸展で下腹がへこんだ！バストトップの位置も上がった

会社員・54歳
星野まさみ

年子の妹とランチの約束をして、待ち合わせの場所に行ったときのことです。

妹の顔が、以前よりも小さくなっているような気がしました。

「何かした？　顔が小さくなってない？」と聞いたところ、「ふふふ。お姉ちゃんもやってみる？　すっごく痛いけど、めちゃくちゃ効くストレッチがあるのよ」と言うのです。

そのストレッチこそ、「胸椎伸展」でした。

妹から、「最初は5分……、3分にしようか。お姉ちゃんは体が硬いから」と言われ、フォームローラーを背中に当てて仰向けに寝転がるように言われました。

寝転んだのはいいものの、私は体が硬く、頭もお尻も床に着きません。妹から、「お尻は浮かせてもいいから、頭を床に着けて」と言われ、その姿勢で必死に呼吸を繰り返しました。

長い3分が終わった後、しばらく動けませんでした。フォームローラーを背中から取るのもひと苦労でしたが、なんとなく全身がスッキリしたのを感じました。

感激したのは、その翌朝です。目覚めがスッキリ爽快で、深く、ぐっすり眠れたことを実感しました。あまりにも気持ちがよいので、私は家でも胸椎伸展をすることにしました。

—毎日たったの1分でも体が変わった—

その翌週のことです。

妹に「毎日1分、胸椎伸展をやってるよ」と報告したところ、「1分かあ。本当は10分なんだけど、まあいいか」と言われたのです。

そこで、今度は10分、やってみることにしました。私がフォームローラーに背中をのせ、胸椎伸展を始めたところ、妹がびっくりしています。というのも、前回はまったくお尻が床に着かなかったのに、今回は始めて早々、お尻が床に着いていたからです。

妹は「1分でもこんなに効果があるんだね」と感心しきりでした。その言葉に気をよくした私は、家でも10分、胸椎伸展をやることにしました。

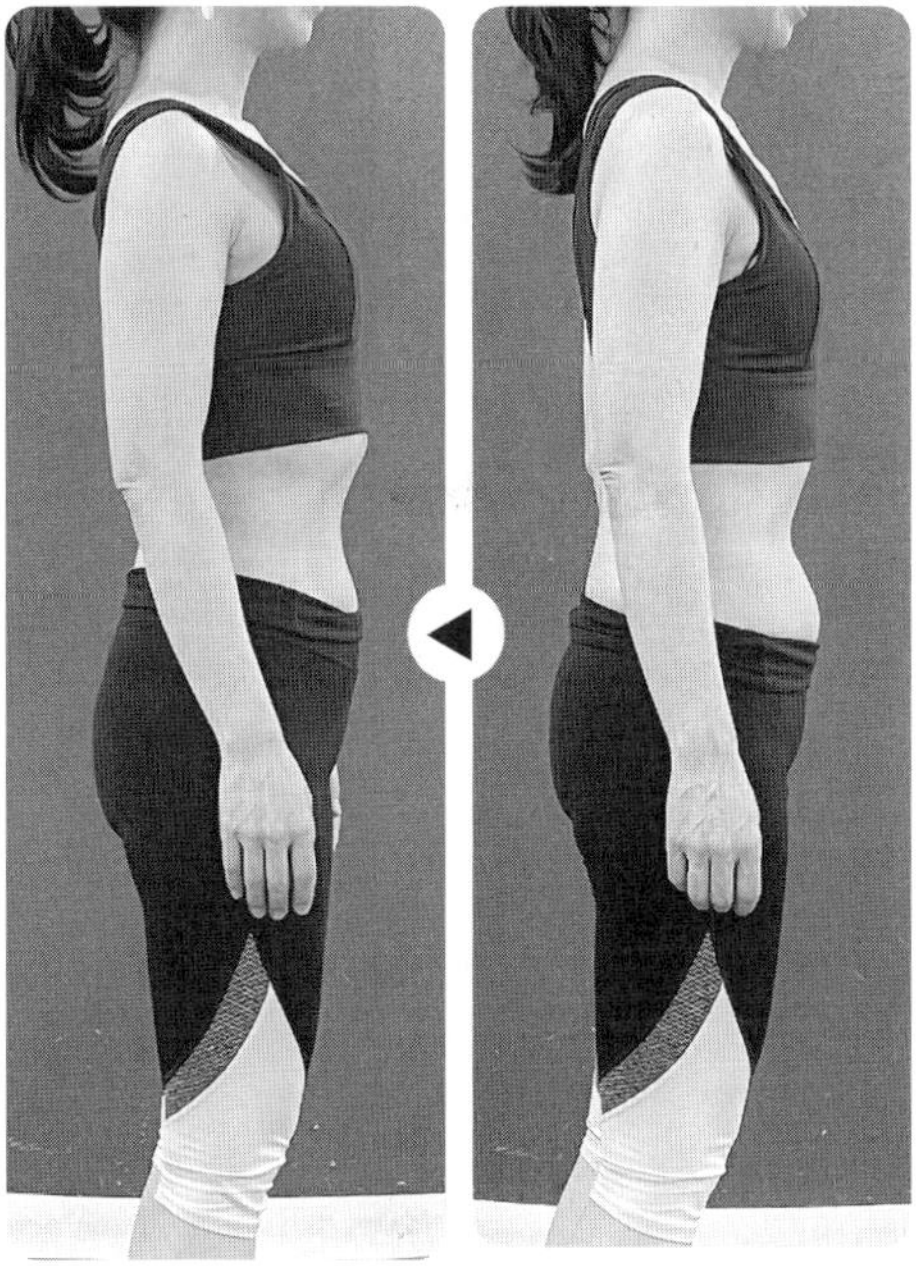

巻いていた肩が広がり、バストトップの
位置も上がり、下腹がへこんだ！

とはいえ、体が硬いので10分は拷問のようです。始めは、頭の下に分厚い本を重ねて置き、首を支えました。体が慣れてきて、胸椎がしなり始めたら、本を1冊ずつ抜きます。

こうして、毎週のようにちゃんとやっているかをチェックされ、写真も撮ってもらって続けていたところ、胸椎伸展を始めて1か月頃から、体が変わり始めました。

ポッコリ出ていた下腹がシュッとへこみ、お尻がキュッと上がりました。また、私はデコルテの部分が骨ばっていたのですが、明らかにバストアップした印象の体になりました。顔も小さくなったと言われ、全身に効果が現れているのを感じてます。

妹から「キョウツイシンテン」と聞いたときは、どんな字なのかもわからず、「なんのこっちゃ」と思っていましたが、今では大事なルーティーンの一つになりました。

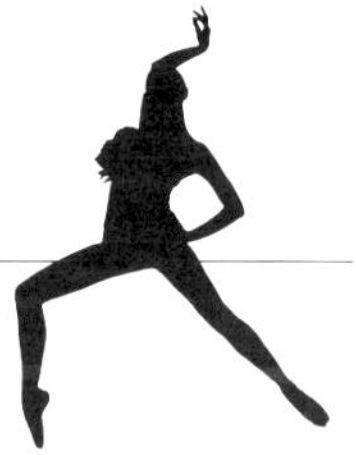

胸椎伸展で巻き肩が治って
デコルテがきれいに開いた

主婦
宍戸みちる

私はバレエをやっているにもかかわらず、巻き肩で、反り腰になっているのが気になっていました。

横から見ると、肩が耳の位置よりも前に出て、無理に肩を後ろに回そうとすると、おなかが出てしまうのです。

ねこ背矯正用のシャツを着たり、バレエ専用の整体に行ったりもしましたが、何をしても変わりませんでした。デコルテも大きくくえぐれていて、「湖のようね」と言われたこともあります。

それが、昨年から石井久美子先生のレッスンにときどき参加するようになり、みるみるうちに体が変わっていったのです。その大きな一助となったのが、胸椎伸展です。

私は最初からヨガブロックを縦にしてやってみたのですが、あまりの痛さに、その間、先生が何をおっしゃっているのか全然聞こえないどころか、涙が出そうになっていました。

それでも、レッスンが終わると、来たときよりも体が軽く、踊りやすくなっているのがはっきりわかるのです。

私は家でも久美子先生に教わったストレッチやトレーニングを、毎日3時間かけてやるようにしました。胸椎伸展も、もちろんやっています。

自分の変化はよくわからなかったのですが、あるとき、普段通っているバレエ教室の先生に、「アラベスクのときに、背中がスパンと入るようになった」と言われたのです。

体幹も以前よりも強くなったようで、ピルエットといって、クルクル一人で回る動作があるのですが、今までより安定感が増して、2回転ができる確率が上がりました。

健康面でも大きな効果がありました。以前は虚弱体質で、しょっちゅうカゼを引いて、そこから副鼻腔炎になったりしていました。気圧による頭痛もあり、朝、起きると具合が悪いことも少なくなかったのですが、今はまったくそういうことがありません。

冷え症もよくなりました。今までは靴下を何枚も重ねてはき、パジャマの下にシャツを重ねていましたが、それもいつの間にか必要なくなっています。

体形もかなり変わりました。巻き肩が直って胸が開き、「湖」と言われたデコルテもグッと上がりました。これまで、いろんなレッスンに通いましたが、こんなに変わったのは、久美子先生のレッスンが初めてです。

久美子先生はいつも「やめたらそこで終わり。継続しないと意味がない」と熱血に指導してくれます。

大人になっても体が変わることを教えてくださって、心から感謝しています。

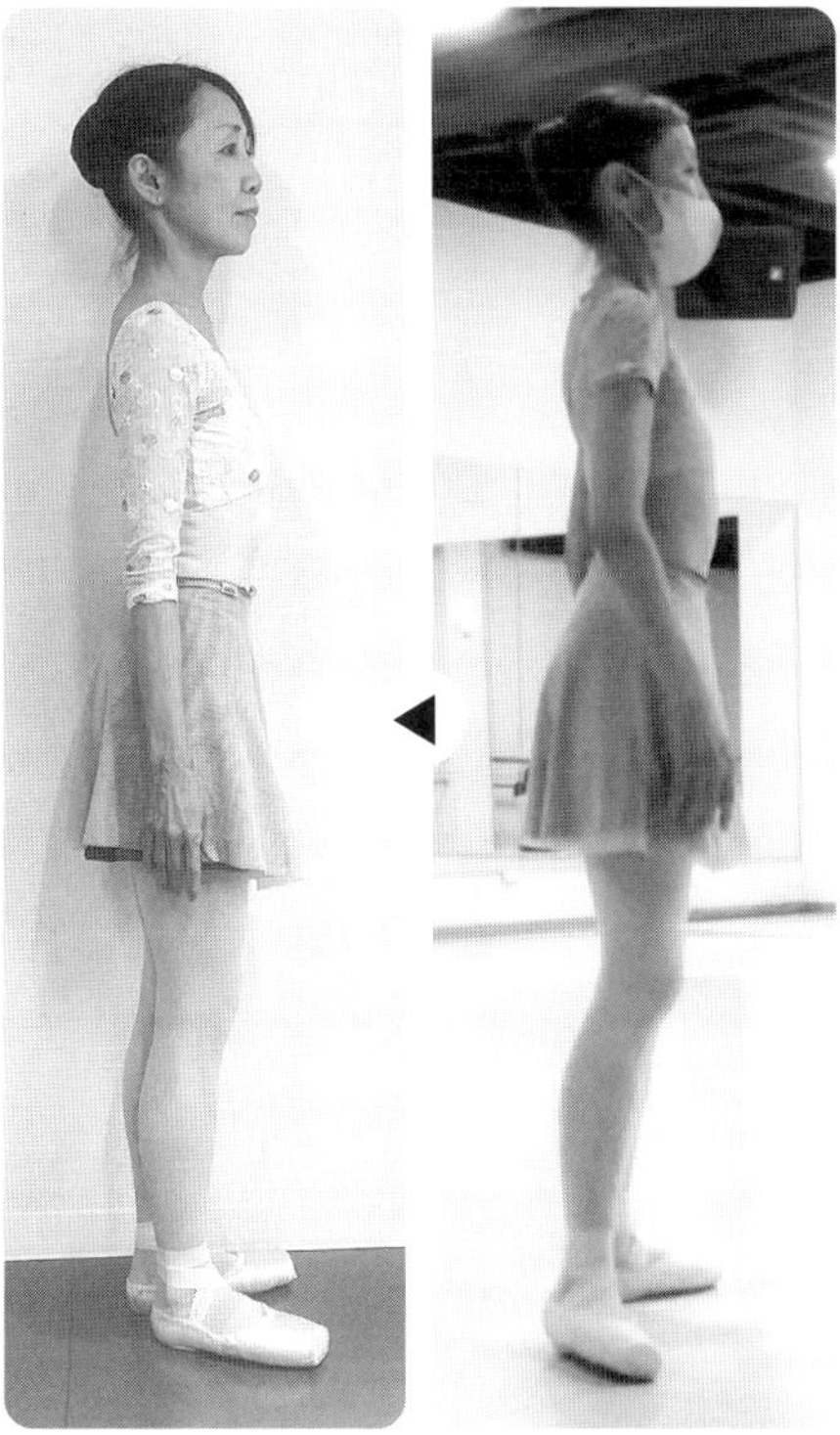

ひどい巻き肩と反り腰が正され
胸がきれいに開いた！

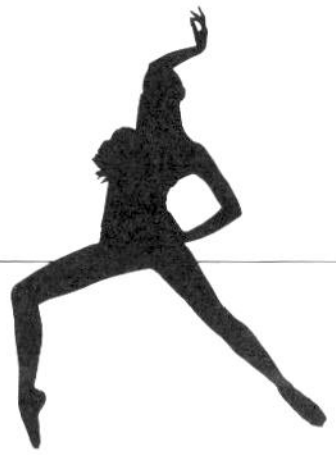

腰椎すべり症で腰が曲がっていた私がバレエを踊っている！

主婦・59歳
古澤絢子

私がバレエを始めたのは、57歳のとき。今から、2年前です。

きっかけは、整形外科医の「古澤さん、バレエをやってみたら？」という一言でした。

6年ほど前から、私は腰痛に悩まされていました。前屈みの姿勢のときはまったく痛みがないのですが、腰を伸ばそうとすると激痛が走るのです。まっすぐに立つことすらままならず、病院で、「腰椎すべり症」と診断されました。

医師によると、腰椎すべり症は、根本的によくなることはないそうです。痛み止めの薬を飲み、歩けなくなったら手術をすると言われました。

それからは、半年おきに通院し、痛み止めを処方してもらい、簡単な診察を受けるだけでした。

しかし痛みは徐々にひどくなり、処方薬だけでは足りずに、私は市販の痛み止めにも手を出すようになっていたのです。

これでは薬の中毒になってしまうと思った私は、「先生、薬を飲んでもすぐに痛くなるんです」と訴えたところ、医師は、「バレエをやってみたら？」と言ったのでした。

「よくなるかはわからないけど、バレエは全身運動としてはすごくいいんじゃないかな。このままどんどん症状が進んで手術をしても、リハビリはすごく痛くてつらいよ。どうせ痛くてつらいなら、せめて芸術性のあるバレエをやってみたら？　やってみる価値はあるんじゃない？」と。

正直、びっくりしました。

ですが、思いもよらなかった言葉に、「バレエをやってみたい」と思ったのです。

元々、私はバレエを観るのが好きで、有名なバレエダンサーが来日すると、片っ端から観に行っていたくらいです。私はすぐにバレエ教室に入門しました。

腰痛も忘れてバレエに夢中になる

バレエ教室はバレエを教えるところであって、体を柔らかくする方法とか、足を高く上げるために何をすればいいかなどは、教えてくれません。

腰が曲がっていて、ただでさえ体がガチガチに固まっている私には、ポーズ一つきちんととることができないのです。とはいえ、バレエを習うのは楽しいし、うれしいことに、腰の調子もちょっとずつよくなっていました。自分でも気づいていませんでしたが、薬を飲む頻度や量が減っていたのです。

私は、インターネットでさまざまなバレエ動画を見ては、うまくなる方法はないものかと探していました。そんなある日、石井久美子先生の動画を見つけたのです。

動画では、それまで足が上がらなかった生徒さんが、数週間後には自分の頭よりも高い位置に軽々と足を上げていました。「私もこんなふうに足を上げられるようになりたい！」

そう思って、久美子先生のレッスンに申し込んだのです。

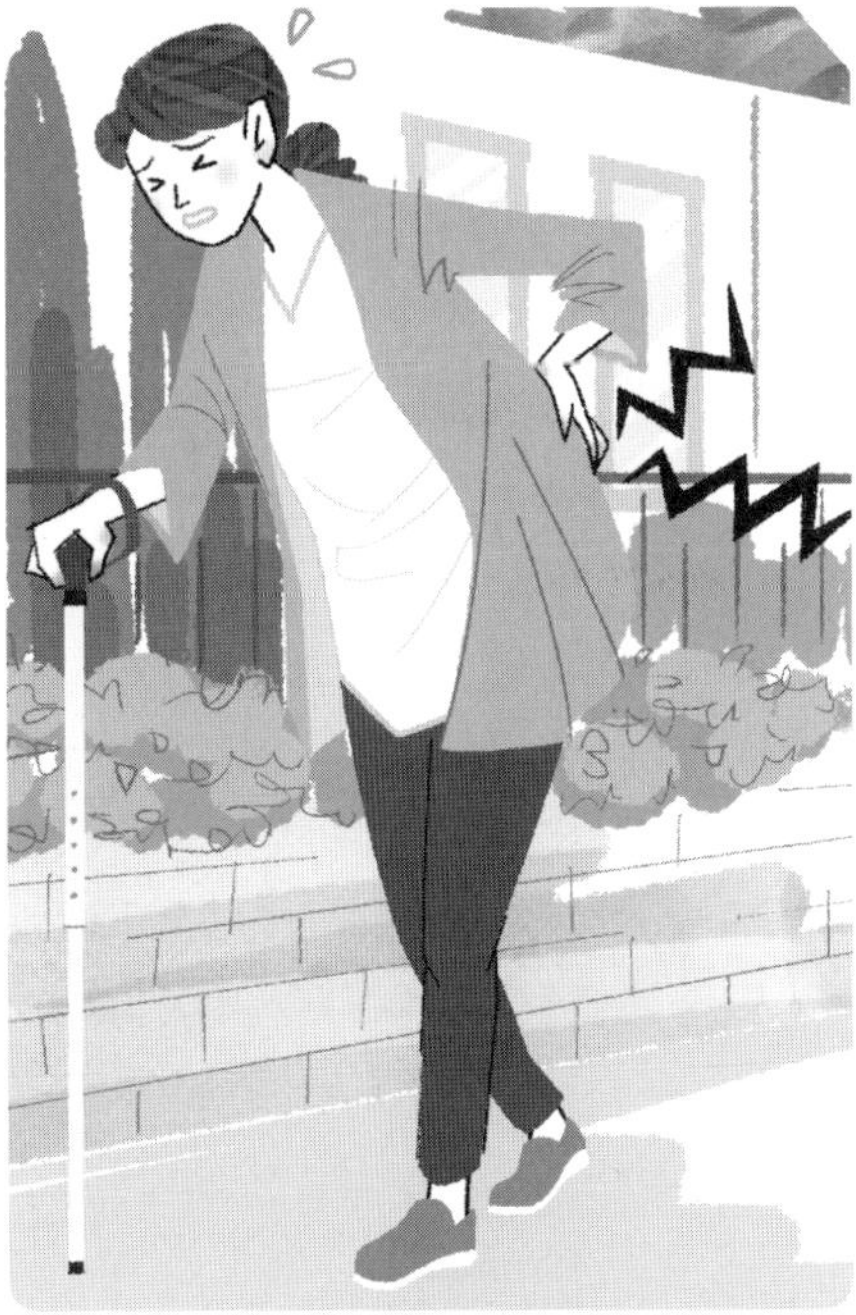

まだ50代なのに腰が曲がり
杖が必要だった

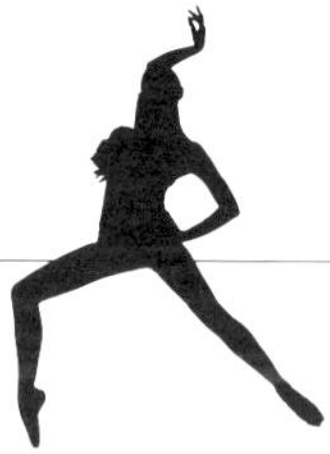

フォームローラーに乗るだけで激痛

私が申し込んだのは、ストレッチとトレーニングのクラスでした。初めて「胸椎伸展」を教わったのはそのときです。

私の体の硬さを確認した久美子先生から、「まずはこれで」と、フォームローラーを渡されました。

しかし、私は体が硬すぎて、フォームローラーに仰向けで寝ることすらできなかったのです。というよりも、フォームローラーを背中に当てただけで、ものすごい激痛でした。

周りの生徒さんたちがヨガブロックで胸椎伸展を始めるなか、私はフォームローラーの上にタオルを敷きました。まな板より硬い背骨だったのではないかと思います。

激痛で声を詰まらせる私に、久美子先生が心配そうに「古澤さん、大丈夫？」と聞いてくださいます。正直、こんなにきついとは予想しておらず、1時間のレッスンがとても長く、苦しく感じられました。「場違いなところに来てしまった……」、そんな考えもよぎりました。

ところが、レッスンが終わった直後です。体がとてもラクになっているではありませんか。明らかに腰が軽いし、いつもよりも腰の骨がスッキリと伸びているのを感じました。

「もうこれは絶対に続けよう」

そう、決意しました。

毎日1時間、胸椎伸展を行った

それから、私は毎日1時間、自宅で胸椎伸展を行いました。

「きれいに踊れるようになりたい」、その一心でした。あまりの痛さに、頭の下に枕を二つ置きました。そうしなければ呼吸ができないし、首が折れるかと思ったからです。何分かたつと少し体がほぐれてくるので、枕を一つ、二つと外していきました。

そうやって胸椎伸展を続けていたところ、3か月かかりましたが、頭とお尻が床に着くようになったのです！　それから1か月ほど

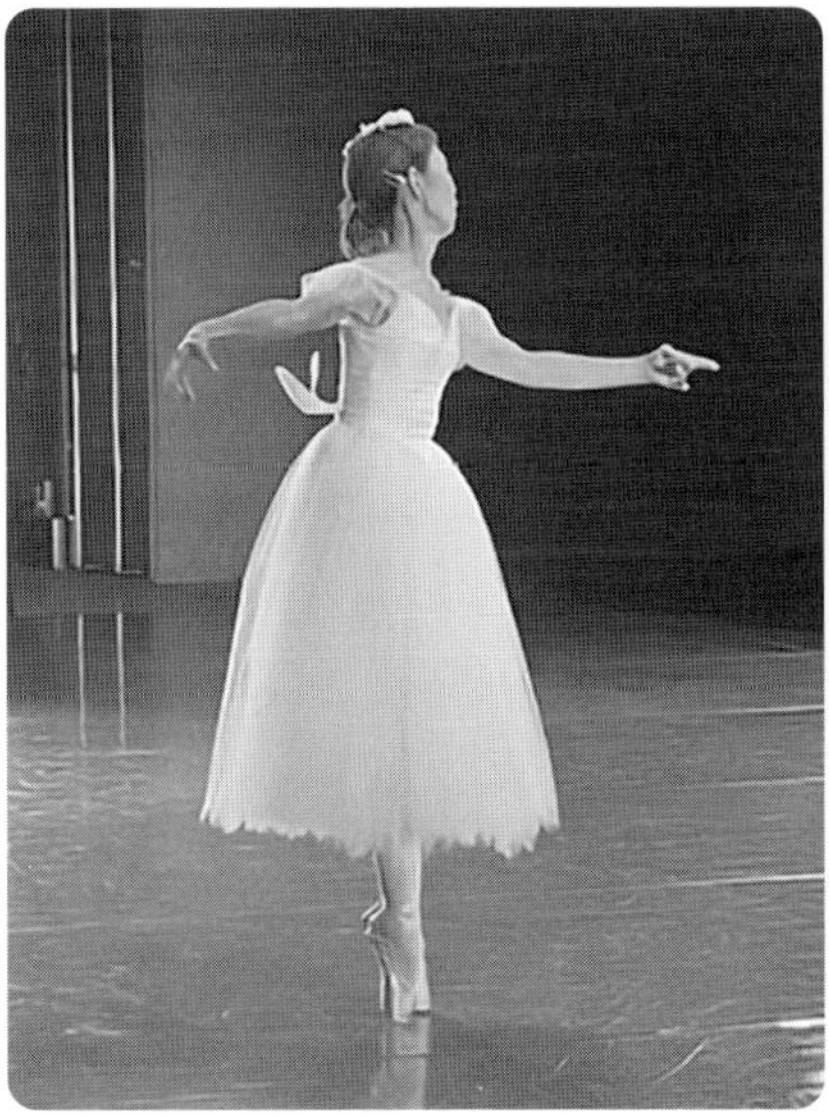

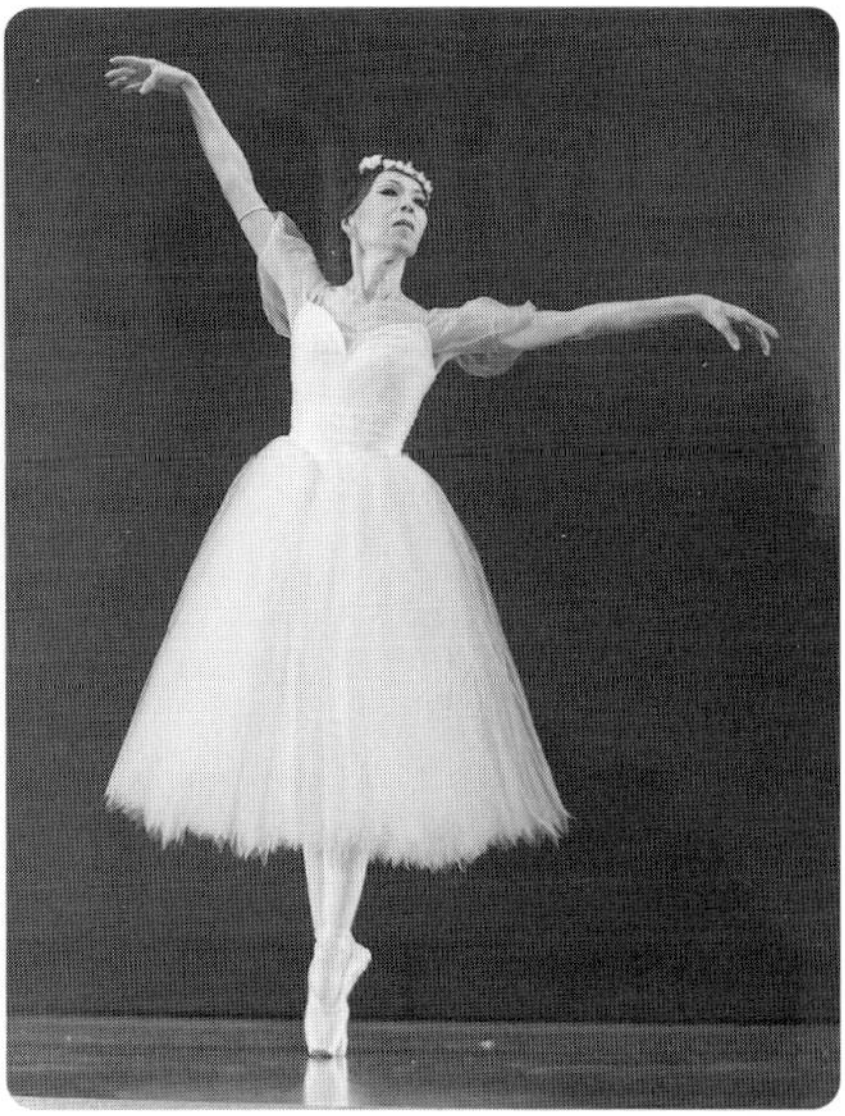

発表会での古澤さん。とても腰痛があったとは思えない美しさ!

して、ヨガブロックに移行し(胸椎伸展の中級編)、そして、さらに半年後には、ヨガブロックを縦にしました(上級編)。

こうして1年ほどたった頃、気づくと、私の腰はかなり改善していました。主治医から「次回の通院は、調子が悪くなったらでいいよ」と言われてからは、一度も行っていません。薬もまったく飲んでいません。

私がバレエをやると言ったとき半信半疑だった夫から「バレエ、続けてよかったね」と言われたときは、うれしかったです。

久美子先生は、私のような初心者にも真剣に、容赦せず、レッスンをしてくださいます。少しでも進歩があると、手放しでほめてくれるので、「もっと頑張ろう」と思います。

胸椎伸展は、今でも、とても痛いストレッチです。ですが、終わった後の爽快感、体の気持ちよさは格別です。とはいえ、誰よりも体が硬かった私でもできるストレッチですから、誰でもできるはずです。

もっともっときれいに踊れるようになりたいので、今後もしっかり続けていきます。

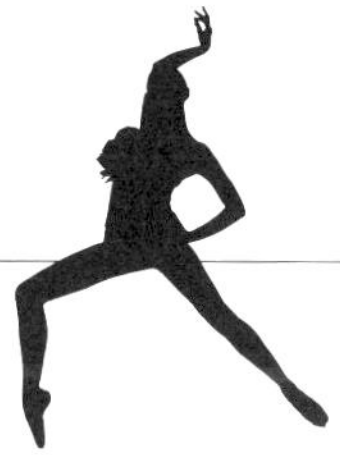

全身の血流がよくなり極度の冷え症が大改善

主婦
村山由香

私は幼少期からバレエに憧れており、両親に何度も習わせてほしいとお願いしていたのですが、体が弱かったことから、習わせてもらえませんでした。

どうしても諦められず、50歳を過ぎてから、バレエを習い始めたのです。

とはいえ体は硬く、特に背中は鉄板が入っているかのように硬くてガチガチ。

昨年からは、普段のバレエ教室に加えて、久美子先生のバレエ教室にときどき通うようなったのですが、久美子先生にも「針金」と言われるほど、硬かったのです。

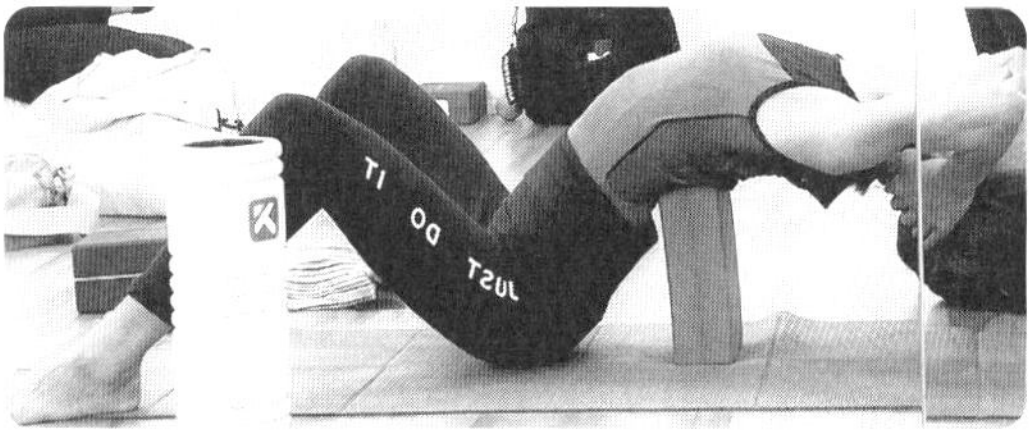

ヨガブロックを縦にして胸椎伸展を行う村山さん

ですから、胸椎伸展を教わったとき、ほかの生徒さんがヨガブロックで行う中、私は一人、フォームローラーでした。

それでも家で訓練したおかげか、硬かった体が柔らかくなり、地元のバレエ教室で背中を反らす動きをやっていたところ、先生から、「動きがすごく変わりましたね。何かやってます？」と聞かれたほどです。

胸椎伸展を行うと、胸が開いて、呼吸が深くなります。おかげで全身の血流もよくなったようで、長年の悩みである極度の冷え症が改善しました。以前は、スーパーの冷蔵コーナーの前を通るだけで、寒くて震えていたのですが、今はまったくそんなことはなくなりました。また、ウエストの位置が高くなり、この年齢でもスタイルがよくなる喜びを噛みしめています。

胸椎伸展でむくみがスッキリ解消

主婦・45歳
井上京香

ここ数か月、まったく体を動かしてなくて、我ながらむくみがひどいなあと思っていたときのことです。

友人から、すごく体がきれいに変わるストレッチがあると教えてもらいました。それが「胸椎伸展」です。

初めてやったときは、あまりの痛さに、あと何分やればいいのか、そればかりが気になりました。おそらく、5分ほどだったかと思いますが、とてつもなく長く感じました。

それでも終わった後、顔がひと回り小さくなっていると指摘され、鏡を見ると5分前とは顔が違っていると感じました。

それで、自宅でも胸椎伸展を行うことにしました。5分やろうとしましたが、長くて2分しかできませんでした。

一週間後の写真が、左上になります。自分でも驚きました。

私は甘いものが大好きで、胸椎伸展をやったこと以外は、生活スタイルを変えていません。それでもこんなにむくみが取れてスッキリして、うれしく思いました。

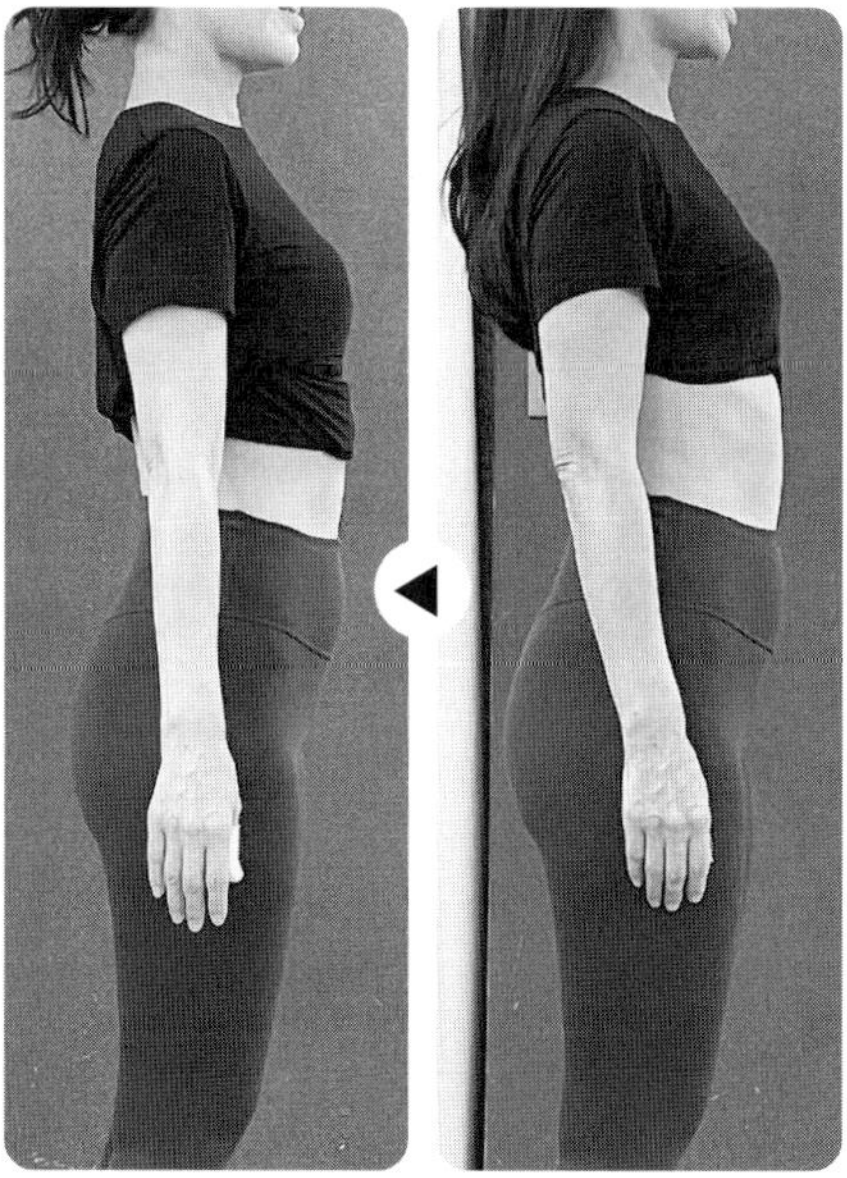

1週間で体が一回り小さくなって
バストトップの位置もアップ

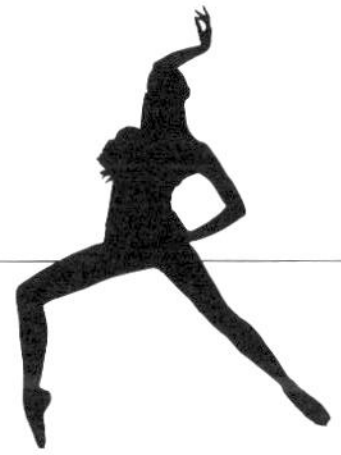

背中や腰のこりが激減！二の腕も細くなった

会社員・39歳
河辺浩美

久美子先生のレッスンで、初めて胸椎伸展をやったときは、正直、背中が折れるかと思いました。

私は背中が硬く、ほかの生徒さんのようにヨガブロックではできず、フォームローラーで行いました。それでも1時間のレッスンを終えて効果を確かめると、踊るときに確実に背中や胸を使えている感覚がありました。

それで、家でも胸椎伸展を行うようになったのです。

私は趣味のバレエが上手になりたくて、胸椎伸展を行っています。バレエの上達につながる効果としては、踊っているときに、肩やあごが上がりにくくなったことや、アラベスクといって、足を上げてまっすぐ後方に伸ばすポーズがあるのですが、それがやりやすくなったことなどがあります。

また、背中から腕を動かせるようになったことで、二の腕が細くなりました。そのほか、健康効果としては、背中と腰の痛みが激減しました。

私は、旅行や出張で長時間の移動があるときは、事前に到着後のマッサージを予約するのが常でした。そうしないと、背中や腰がだるくて、具合が悪くなるのです。しかし、胸椎伸展をするようになってから、それが不要になったのです。代わりに、ヨガブロックを旅のお伴に持っていきます。

胸椎伸展を毎日、短時間でも継続したことで体が変わり、踊りの質が上がったことは成功体験になり、ほかのストレッチへの意欲も上がりました。最初の20秒は今でも痛いですが、胸椎伸展をやると気持ちがよくなるので、これからも続けていきます。

やったその場で小尻になった胸椎伸展

会社員・58歳
鈴木聡子

私はバレエを習って15年ほどになります。

今までのバレエの先生は、足が上げられなければ「大人から始めた人は、足、上がらないわよね」という対応でしたし、教えるときも、「空の向こうにいる誰かに向かって手を伸ばして」といったイメージを伝えるだけなので、具体的にどこをどうすれば踊りがよくなるのかわからないことが多かったのです。

ところが、久美子先生のレッスンに通うようになってからは、目からウロコの連続です。

確実に体が変わる方法と、踊りの質が高くなるレッスンをしてくれるのです。

バレエでは、先生から「もっと胸を開いて」と言われることが多いのですが、そうすると私の場合、胃や肋骨がパカーッと開いて反り腰になっていました。

久美子先生は、「胸を開くには、まず背中を柔らかくしないとダメよね。背中が柔らかくない状態で胸を開くと、腰が反っちゃうでしょ」と言って、教えてくれたのが胸椎伸展でした。

私はヨガブロックを横にした状態からのスタートだったのですが、ものすごく痛くて、終わった後はどうやって起き上がればよいのかわからなかったほどです。

それでも、1時間のレッスンを1回受けただけで、お尻が小さくなって、内もものタプタプした余分な肉がなくなっていたのです。体ってつながっているんだと実感しました。

それからは毎朝、胸椎伸展を10分行い、その後、タオルストレッチも50回行っています。

おかげで、体の軸もとりやすくなり、上半身を後ろに反らす動きもスムーズになりました。今後も続けて、さらにバレエの上達とスタイルアップにつなげていきたいと思います。

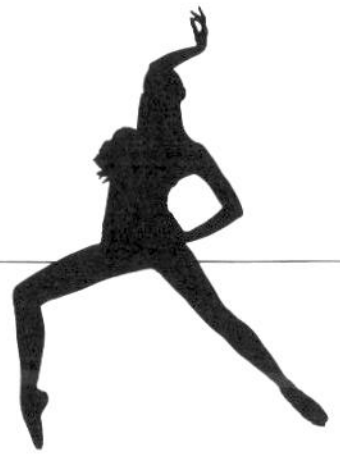

飲み食いをこよなく愛する私が胸椎伸展で全身が引き上がり更年期の「のぼせ」も大改善！

編集者・53歳
萩原曜子

胸椎伸展でまず驚いたのは、そのものすごい痛さと苦しみでした。

久美子先生に「息を吐きながら、力を抜いて〜」と言われるのですが、力を抜くと、体の重みがフォームローラーにずしりと響き、それがまた痛くてたまりません。

3分だったか、5分だったのか、終わった後は全身がぐったりして、魂が抜けたような気持ちになったほどです。

しかし、そんな短時間でも、効果は抜群でした。フォームローラーを背中から外し、仰向けに寝ていると、たくさんの空気が肺に入り、胸が広がっていきます。起き上がってみると、背中がグッと一段上に上がり、頭もスッキリ。これは、家でもやってみようと思いました。

こうして、最初は1日3分の胸椎伸展をやっていました。ところが、一緒に始めた友人が1日10分やっていると聞いて、ただでさえ体の硬い私が3分ではダメだろうと思い、10分やることにしたのです。

こうして2週間ほどたった頃でしょうか。更年期特有の「のぼせ」の症状が、胸椎伸展を始めてから、まったく出ていないことに気づいたのです。実は、私は2年ほど前から、のぼせ症状に困っていました。寝ていても、足先からゾワゾワと熱波が昇ってきて、顔がカーっと熱くなり、それで起こされてしまっていました。それが、胸椎伸展を始めてから、まったく出てこないのです。夜もぐっすり眠れて、朝の目覚めもスッキリするようになりました。

驚いたのは、10か月前に終わったと思って

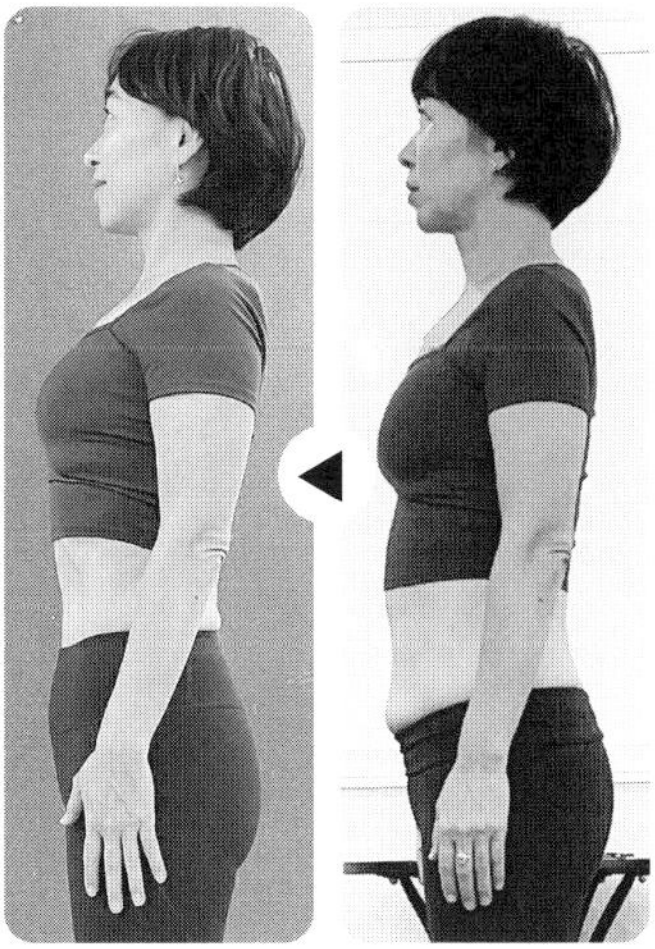

2023年10月（右）と12月（左）

いた生理が復活したことです。年齢的に、もう終わってくれていいのですが、全身が若返ったような気がして、うれしかったです。

体形も、ずいぶん変わりました。胸椎が柔らかくなるにつれ、顔が小さくなり、下腹がへこみ、お尻もアップし、足まで細くなってきました。

私は食べることと飲むことが大好きで、暴飲暴食をしてしまった翌日は、全身がむくんで、しばらく元に戻らないのが常でした。それが、夜寝る前に10分寝転んでいるだけで、ちゃんと元に戻るのです。

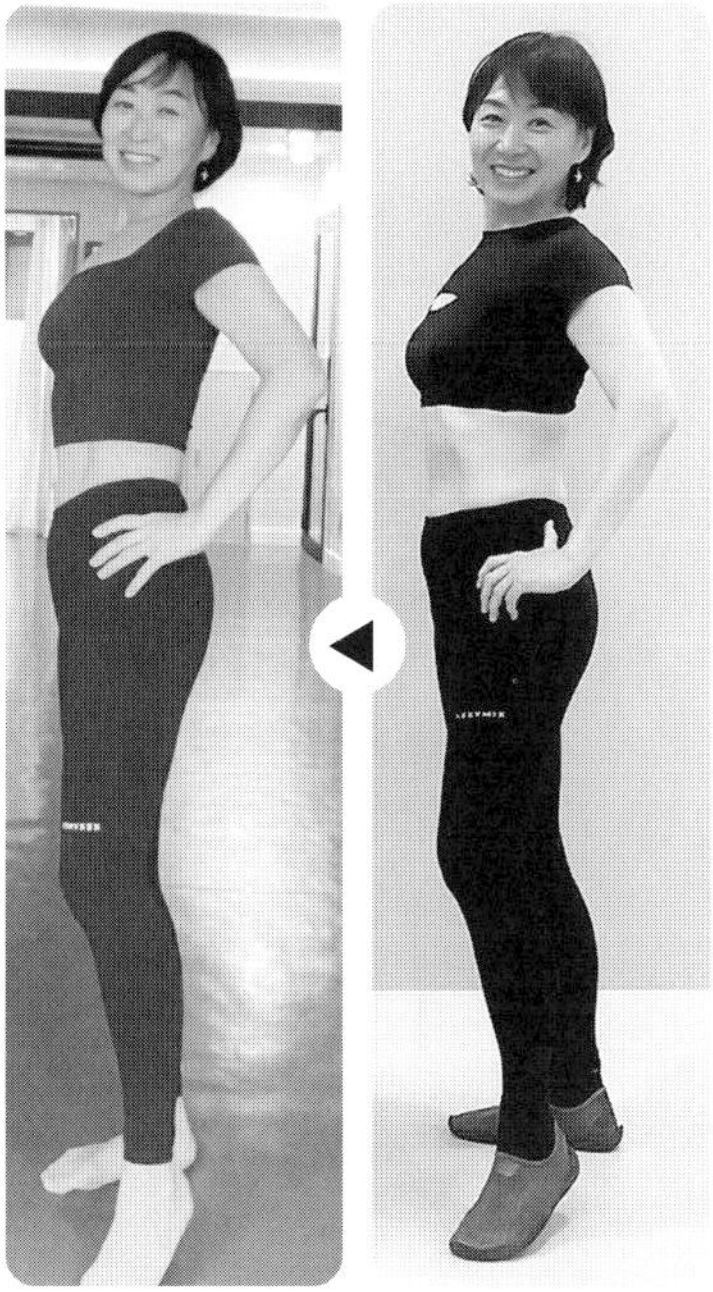

2023年3月（右）と12月（左）

ちなみに、上の写真ですが、見た目は変化していますが、体重は1kgも減っていません。

写真を見て、自分が巻き肩だったことを初めて知りました。自分の体の写真を撮るのは恥ずかしかったのですが、今は撮っておいて本当によかったと思います。

これからも毎日、生きている限り、胸椎伸展を続けていきます。

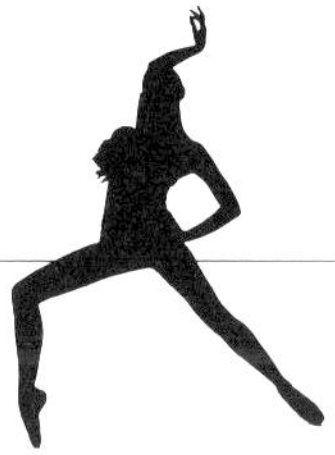

胸椎伸展で重度の肩こりが消えた！

会社員・54歳
黒崎みどり

胸椎伸展を初めて実践したときは、余りの痛さに、死ぬかと思いました。

ローラーの上に背中を載せて仰向けになったところ、背中が板のように硬いため、頭とお尻のどちらも床に着かないのです。久美子先生に「まず頭を床に着けて。それからお尻を下げていって」と言われ、なんとか頭を床に着けましたが、身動きができません。

その日は、久美子先生のほか、直塚美穂先生もいらして、私の横について優しい声で「もっと、お尻を下げて」と言います。

（絶対、ムリ！）と思うものの、1セット目の10分が終わり、2セット目の中盤に、お尻が床に着いたのです！

久美子先生のレッスンは、確実に体の変化を感じさせてくれるレッスンです。「やれば、変わる」ことを実感した私は、それから毎日、自宅で胸椎伸展を行うようになりました。

とはいえ最初は、あまりにつらいので2分だけ。しかも、首の下にクッションを敷いて、体がしなってきたらクッションを取る、というやり方でした。「毎日やる」ために、ちょっとした工夫が必要だったのです。

胸椎伸展を始めてすぐに感じたのは、肩こりがスッキリなくなったことです。私は重度の肩こりで、背中まで痛くなっていたのです。それがすっかりなくなりました。

また、バレエの動きもよくなりました。

バレエでは、体を後ろに反らすことが多いのですが、これまでは、普段通っているバレエ教室の先生から「それで反ってるつもり？もっと反って」と言われることが多かったのですが、それもなくなりました。背中を使う感覚が、少しわかるようになったと思います。

今でも毎日、胸椎伸展をやっています。もう、やらないという選択肢はありません。

万年ねこ背が「姿勢のいい人」に大変身

会社員・26歳
石井菜々子

高校生くらいの頃から、私は家族からいつも「姿勢が悪い」「ねこ背になってるよ」と言われていました。特に姉からは、「そんなんだと、年をとったら腰が曲がっちゃうよ」と注意されていたのです。

あるとき、ねこ背を即効で直すストレッチとして、胸椎伸展とタオルストレッチを姉から教わりました。私も姿勢を直したいという気持ちがあったので、覚悟を決めて、朝・昼・晩の1日10分、やってみることにしたのです。

職場にもフォームローラーを持ち込んでランチ休憩で実践し、どんなに酔って帰ってきても胸椎伸展をやってから眠るようにしたのです。

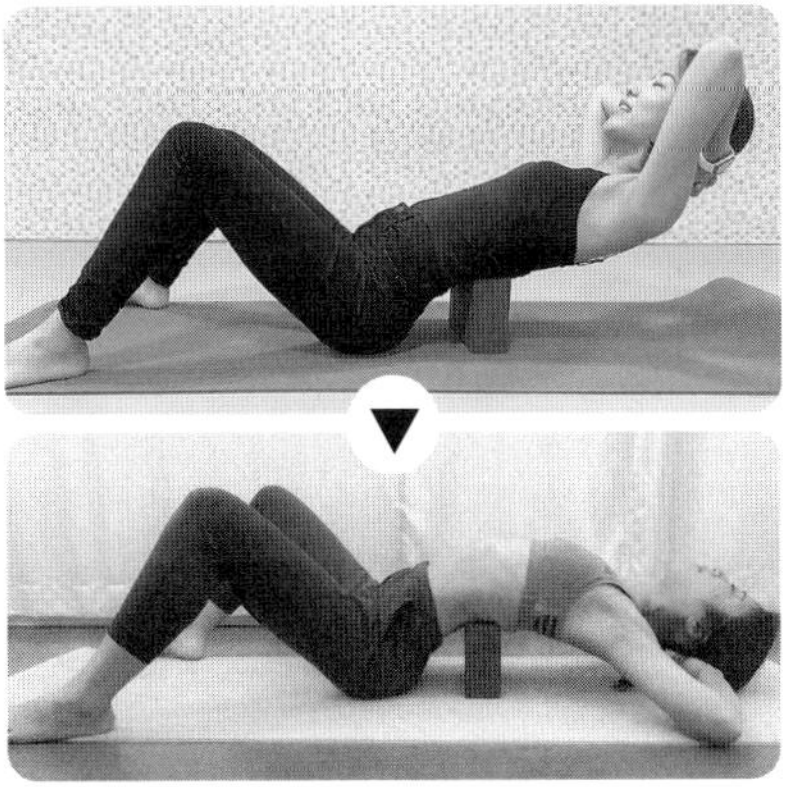
今ではヨガブロックでも楽勝！

胸椎伸展は、最初の3日間こそ地獄のように痛かったのですが、もともと体が柔らかかったこともあり、3日目にはヨガブロックを横にして行うやり方に移行しました。今では、ヨガブロックを縦にしてもできます。

タオル・ストレッチも、始めはタオルの端っこと端っこを持っていましたが、今では両手の間は30cmほどしか開けなくても回せるようになりました。

おかげでねこ背や巻き肩が解消し、最近では、家族や友人から、「姿勢よくなったね」と言われています。

自分でも、いい姿勢を無理せず保つことができるようになったのを自覚して、うれしく思っています。

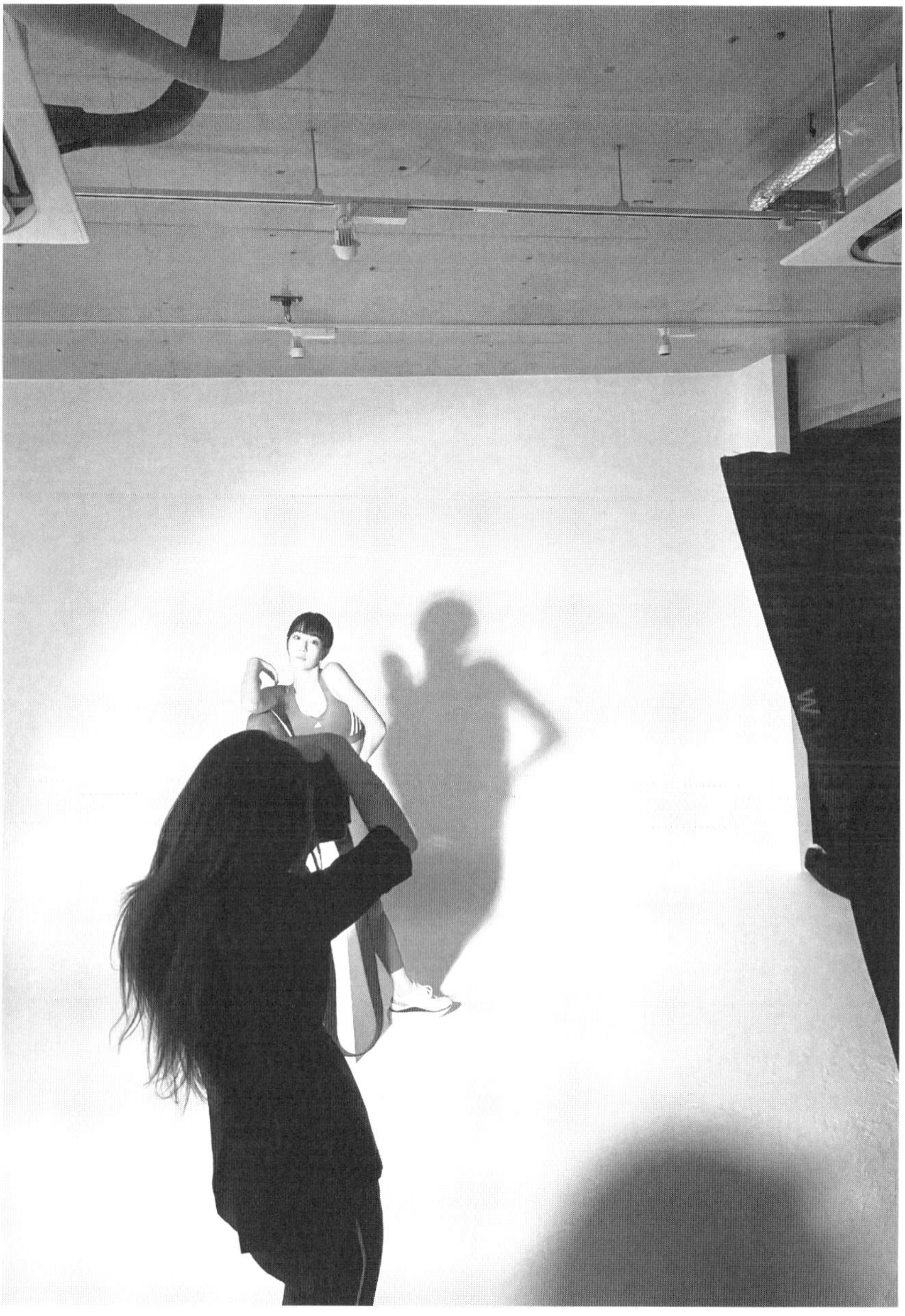

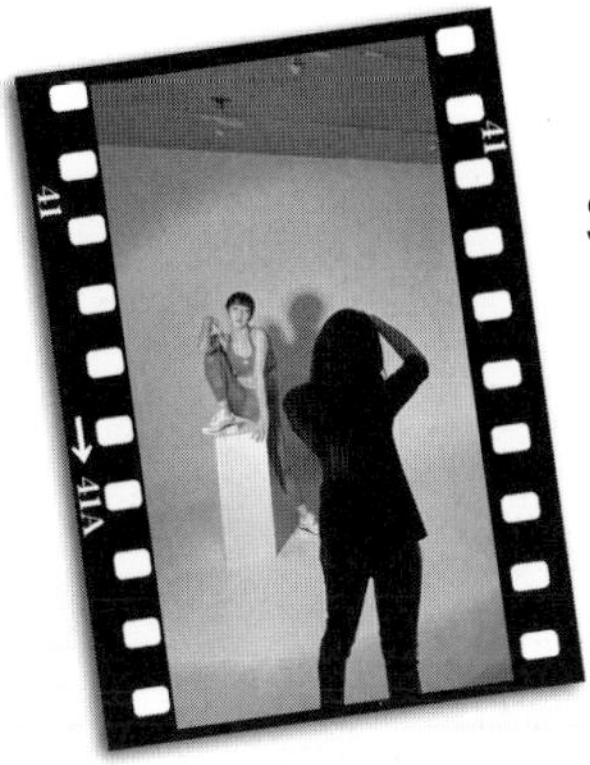

Special Thanks to Fukumi Tadaishi

Photographer

久美子さんに初めて会ったのは、2020年の夏。一時帰国中のときでした。

以来、機会があるごとに、久美子さんのポートレートを撮影させていただいています。

久美子さんはスタジオに現れた時から圧倒的なオーラをまとい、世界の舞台で活躍するバレリーナだと納得させる存在感があります。一方で、性格は天真爛漫。自然体そのままにファインダーに飛び込んできてくれる飾らない表情がとても魅力的な人です。

私は普段からアスリートやフィットネス系モデル、ダンサーを被写体として、肉体の美しさを撮影しているのですが、日々鍛錬している体というのは、精神的にも磨かれているのが見る側に伝わり、パワーを与えてくれると思っています。

久美子さんは、どんなときもそのときの自分を素直に残したいという人です。

これからも折々の久美子さんのポートレートを撮り続けていきたいです。

From Fukumi

「もっと体をしなやかに使えれば、美しく表現できるのに」

胸椎伸展をレッスンに取り入れたのは、そんな思いがきっかけでした。

それから2年……。

あるとき、体の硬かった生徒さんが、自分の発表会の写真を持ってきました。そこには、上半身をきれいに保ち、のびやかに踊る生徒さんが写っていて、ライトに映る影にまで躍動感があふれていたのです。

それを見た私の目からは涙がこぼれ落ちていました。こんなに成長してくれて、感謝しかありません！　生徒さんの成長や進歩を目にするたびに、心に喜びがあふれます。

おわりに

胸椎伸展を行うと一石十鳥だと第一章に書きましたが、体がいい方向に向かうと、メンタルにもいい変化が起こります。硬かった胸椎が柔らかくなると、心もしなやかに、強くなっていくのでしょう。私は人から「鬼のメンタル」と言われることがあります（笑）。決してそんなことはありませんが、バレエで苦労をした経験から、やみくもに努力するのではなく、論理的に考えて改善策を構築していくことが近道だと学び、それは今の私の大きな力になっていると思います。

だからこそ、病気で寝たきりになって、「もう踊れないかもしれない」と思ったとき、「今、自分ができることをしよう」と、心を切り替えられたのでしょう。

この本を手に取ってくださったすべての方に、幸せな変化が訪れることを心から願ってやみません。最後まで読んでくださって、ありがとうございます。

ぜひ「胸椎伸展」を実践して、快適な体と、エネルギッシュな心を手に入れてください（笑）。そうなったら、最高にうれしいです！

出版を後押ししてくださった編集の萩原さん、ありがとうございました。このような形で一冊の本になり感激です。そしていつも根気強い愛で私を支えてくれる家族に、大きな感謝を込めて。

体はいつだって幸せな変化を遂げる。
継続は、人生の糧になる。

２０２４年３月
石井久美子

石井久美子

1994年東京生まれ。8歳でバレエを始め、2011年にロシアの国立ワガノワバレエアカデミーに留学。2013年に同校を卒業後、マリインスキー・バレエ団にアジア人女性として初めて入団し、数多くのソリスト役を演じる。主宰するバレエ学校では、アマチュアから世界のトッププロダンサー、教師までがレッスンを受けている。2023年にはオンラインバレエスクールも開校し、大好評を得ている。

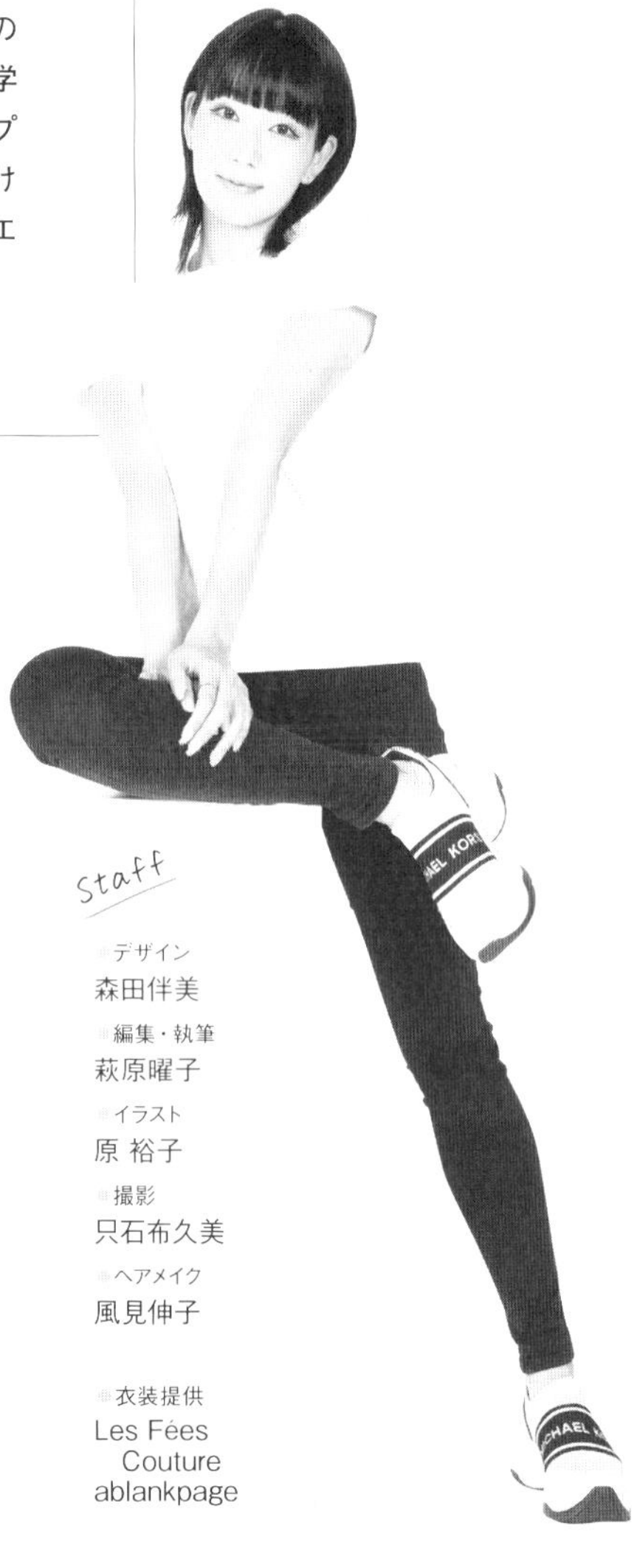

腰痛・ねこ背・巻き肩を解消！

胸椎伸展

10分寝るだけストレッチ

著者　石井久美子
編集人　栃丸秀俊
発行人　倉次辰男
発行所　株式会社主婦と生活社
〒104-8357 東京都中央区京橋 3-5-7
TEL 03-5579-9611（編集部）
TEL 03-3563-5121（販売部）
TEL 03-3563-5125（生産部）
https://www.shufu.co.jp
製版所　東京カラーフォト・プロセス株式会社
印刷所　大日本印刷株式会社
製本所　株式会社若林製本工場
ISBN:978-4-391-16205-9

Staff

デザイン
森田伴美

編集・執筆
萩原曜子

イラスト
原 裕子

撮影
只石布久美

ヘアメイク
風見伸子

衣装提供
Les Fées Couture
ablankpage